Figli di un Dio Ciccione

Manuale di Resilienza per Affrontare il Bullismo

di

Paolo Antonucci

Prima edizione: [2024]

Codice ISBN: ISBN-13 : 979-8334118775

Casa editrice: Independently published

Stampato in Italia

Prefazione

Viviamo in una società che spesso giudica le persone in base all'aspetto esteriore, imponendo standard di bellezza irrealistici e alimentando pregiudizi. Per le persone in sovrappeso, questa realtà può essere particolarmente dura. Sono spesso bersaglio di bullismo, discriminazione e giudizi ingiusti. Ma dietro ogni etichetta, dietro ogni stereotipo, c'è una persona con una storia, una personalità unica e una capacità innata di gioire della vita.

Questo manuale nasce dal desiderio di affrontare e superare il bullismo, ma soprattutto di riscoprire la bellezza e la forza che risiedono in ognuno di noi. Non si tratta solo di sopravvivere alle avversità, ma di prosperare nonostante esse. Attraverso queste pagine, vogliamo offrire strumenti pratici, riflessioni profonde e strategie efficaci per costruire resilienza, migliorare l'autostima e celebrare la propria identità.

Esploreremo le radici del bullismo e i suoi effetti devastanti, fornendo una comprensione chiara del fenomeno, offrendo tecniche specifiche per affrontarlo in modo assertivo, intelligente e rispettoso. Ci concentreremo su come costruire una rete di supporto e ignorare i bulli, riducendo il loro potere e preservando la propria autostima. Verrà approfondito il concetto di resilienza, con tecniche di mindfulness e strategie di coping per mantenere un equilibrio emotivo e fisico. Infine, daremo un punto di vista diverso della categoria delle persone sovrappeso.

La nostra speranza è che questo manuale possa diventare una guida preziosa per chiunque si trovi ad affrontare il bullismo a causa del proprio peso, e per chi desidera supportare amici, familiari o se stesso in questo percorso. Vogliamo che tu sappia che non sei solo: la tua felicità e il tuo valore non sono determinati da ciò che gli altri vedono, ma da ciò che tu sai di essere.

Ricorda, la resilienza non è essere immuni alle difficoltà, ma saper recuperare e crescere attraverso di esse. La felicità autentica non viene dalle apparenze, ma dal cuore. E la vera forza risiede nella bontà, nella serenità e nella capacità di amare se stessi e gli altri.

Con questo manuale, ti invitiamo a riscoprire e celebrare la tua unicità, a trovare il coraggio di essere te stesso e a trasformare le sfide in opportunità di crescita. Tu sei il vero supereroe della tua vita.

Durante la lettura ti accorgerai che inizierò gradualmente a riferirmi alle persone sovrappeso come "ciccioni", non te la prendere, faccio parte della categoria anche io, mi sono quasi affezionato all'epiteto, ed alla fine capirai che l'accezione negativa dell'epiteto è solo una nostra cognizione, che dobbiamo cambiare.

Buona lettura e buon viaggio verso una vita più felice, serena e autentica.

Con affetto e rispetto,

Paolo Antonucci

Introduzione

La Mia Storia

Mi chiamo Paolo e sin da quando ero bambino ho dovuto affrontare una realtà diversa da quella dei miei coetanei. Essere un "ciccione" non è mai stato facile, soprattutto in un mondo che sembra non comprendere le difficoltà quotidiane che noi affrontiamo.

Già dalle scuole elementari, ho imparato cosa significa essere presi di mira dai bulli. Ogni giorno dovevo affrontare commenti crudeli e risate alle mie spalle, semplicemente perché il mio corpo non rientrava nei canoni di "normalità" che la società impone. Ricordo come se fosse ieri il primo giorno di scuola, quando uno dei miei compagni, vedendomi entrare in aula, scoppiò a ridere e disse: "Guardate il ciccione!". Quel momento mi segnò profondamente e mi fece capire che la mia quotidianità non sarebbe stata semplice.

Le difficoltà non si limitavano solo ai corridoi della scuola. Ogni mattina, vestirsi era una sfida. Trovare abiti che mi stessero bene era difficile (parliamo di fine anni 70...) e spesso dovevo accontentarmi di ciò che trovavo, sentendomi sempre fuori luogo. Anche muoversi era complicato: il semplice fatto di salire su un autobus affollato o partecipare a una gita scolastica diventava fonte di ansia e stress.

E lo sport? Una parola che per molti significa divertimento e salute, per me era sinonimo di umiliazione. Le lezioni di educazione fisica erano un incubo, un'occasione per i bulli di ridere delle mie difficoltà e per gli insegnanti di ignorare il mio disagio.

Nonostante tutto, sono riuscito a trovare dentro di me la forza per andare avanti. Ho imparato a rispondere ai bulli, a ignorare i loro insulti e a circondarmi di persone che mi accettavano per quello che ero. Questa esperienza mi ha insegnato che non sono i nostri corpi a definirci, ma il nostro spirito e la nostra determinazione.

In questo trattato, desidero condividere ciò che ho imparato dalla vita e le strategie che mi hanno aiutato a superare le difficoltà, nella speranza che possano essere di aiuto a chi, come me, affronta le stesse sfide. Non cercherò di consigliare come dimagrire o di convincere alcuno di quanto sarebbe meglio essere "normodotati". Partirò dal presuposto che siamo ciccioni e basta!

Facendo fieramente parte della categoria dei ciccioni vorrei cominciare da subito nel raccontare un episodio personale che mi imbarazzò molto, questo mi aiuterà a fare outing, e a far capire a chi legge che sono dalla sua parte!

Frequentavo l'Università, mi muovevo come tanti studenti con la metropolitana. Era una vita che facevo fronte al mio essere tondeggiante, fisico "a mela" da quando ero bambino...a nulla era servito lo sviluppo (che mi dicevano mi avrebbe slanciato...e lo ha fatto, sono diventato un bel ciccione di 190cm...quindi pesavo come una "catasta di legna"). Ero in metro al rientro da una stancante giornata universitaria, i vagoni erano pieni, non trovando posto e non volendo disturbare eccessivamente gli altri passeggeri con il mio ingombro, stavo sul ciglio dell'apertura delle porte, ad ogni fermata scendevo, facevo uscire i passeggeri, aspettavo che gli altri entrassero e rientravo per proseguire il mio tragitto. Ad una fermata particolarmente frequentata scesero molte persone, appena rientrato nel vagone, qualche secondo prima che si richiudessero le porte, un ragazzo appena sceso, adolescente o poco più, molto magro, vestito alla moda e con aria di sicurezza (quello che a Roma a suo tempo si definiva un "cecetto"), invece di proseguire si prende la briga di girarsi e manifestarmi il suo punto di vista "Ahò, sei uscito te e s'è svotata la metro". Per chi non è Romano volevasi... dire: "Senti devo farti notare che una volta che sei sceso dal vagone tu, ci sarebbe posto per altre 100 persone." Naturalmente le porte si chiusero immediatamente dopo senza avere la possibilità di alcuna replica. Mi aveva fregato in tutti i sensi. Ancora oggi mi chiedo se se l'era studiata o se l'aveva improvvisata, ma poco conta, in ognuno dei casi si era dimostrato un mago della cojonella Romana (per i non Romani: l'arte di prendere in giro una persona"). La ripercussione psicologica su un 22enne che in un modo o nell'altro teneva al suo aspetto fu, devo dire, abbastanza importante, anche perché dopo quei 2-3 secondi in cui pensai "Vabbè, chissenefrega, è solo uno dei tanti bulli con cui ho avuto a che fare nella mia vita, almeno questo non lo rivedrò più" ne passarono altri 2 o 3 in cui mi iniziai a sentire veramente in imbarazzo a causa di quello che avrebbero potuto pensare gli accalcati restanti viaggiatori (che avevano assistito a tutta la scena in uno strano momento di silenzio teso a gettare i riflettori su quello che stava accadendo). Ma non ci furono altri secondo in cui gestire alcun pensiero...tempestivamente iniziò il tentativo di consolazione di tutto il vagone che pur se composto da persone che non si erano mai viste fra di loro sembrava un sol corpo con mille voce: "Non gli dare retta, che te frega...", "ma tu sei alto...", ma questo ma quell'altro, fino all'immancabile quanto estremamente irritante "MA TU SEI BELLO COSI'"... sono bello così? Così comeeeeeeeeeeeeeeeee?!?!!??! A quest'ultima consolazione con tono determinato e piuttosto scocciato alzai la voce sentenziando: "Ok state tranquilli non è successo niente, basta che non mi mettete ancora di più in imbarazzo parlando di me, continuate a fare quello che facevate prima, grazie!". Ovviamente alla fermata successiva, che non era la mia, scesi ed aspettai il treno successivo.

Questa esperienza è solo una delle tante che mi ha insegnato quanto può essere difficile la vita per una persona in sovrappeso. Ma è anche un esempio di come sia possibile trovare la forza di reagire e andare avanti, nonostante tutto.

Capitolo 1 Le Difficoltà Quotidiane: vestirsi

Vestirsi è una delle attività quotidiane che può rivelarsi particolarmente frustrante per le persone in sovrappeso. Le difficoltà iniziano già con la semplice ricerca di abiti della taglia giusta, spesso limitati nelle opzioni e nello stile.

Molti negozi di abbigliamento non offrono una gamma completa di taglie. Spesso, le taglie forti sono relegate a piccole sezioni con capi di scarsa qualità o dal design poco attraente. Questo isolamento crea un senso di esclusione, facendo sentire le persone in sovrappeso come se non meritassero l'attenzione e la cura riservate agli altri clienti. La sensazione di invisibilità è amplificata dalla mancanza di scelta: trovare un abito che non solo si adatti, ma che rispecchi anche le proprie preferenze stilistiche, può sembrare un'impresa impossibile.

Anche quando si trovano capi della misura giusta, emergono altre difficoltà. Gli abiti per taglie forti spesso non tengono conto delle diverse proporzioni del corpo, risultando scomodi o poco lusinghieri. Le persone in sovrappeso devono fare i conti con vestiti che non esaltano la loro figura, contribuendo a un'immagine di sé negativa. Questo può portare a un ciclo di insoddisfazione e frustrazione, dove vestirsi diventa una battaglia quotidiana piuttosto che un'espressione di sé.

Oltre alle difficoltà fisiche e pratiche, c'è la pressione sociale che impone un certo tipo di abbigliamento. Gli standard di bellezza promossi dai media e dalla società spesso escludono le persone in sovrappeso, enfatizzando l'importanza di una silhouette snella e attraente. Questo crea un ambiente in cui chi non si conforma a questi standard si sente inadeguato e giudicato. Il giudizio può venire da amici, familiari, colleghi e persino da estranei, rendendo ogni uscita pubblica un potenziale campo minato di insicurezze.

La difficoltà di trovare vestiti adeguati può anche influenzare la partecipazione sociale e professionale. Eventi come matrimoni, colloqui di lavoro o semplici uscite con gli amici possono diventare fonti di ansia e stress. L'impossibilità di trovare un abbigliamento appropriato e confortevole può portare a evitare certe situazioni, isolandosi ulteriormente e limitando le opportunità di crescita personale e professionale.

In sintesi, vestirsi rappresenta una sfida multidimensionale per le persone in sovrappeso. Non si tratta solo di trovare abiti della misura giusta, ma anche di affrontare la mancanza di opzioni stilistiche, l'inadeguatezza delle proporzioni, la pressione sociale e l'impatto sulla vita sociale e professionale. Queste difficoltà richiedono soluzioni pratiche e un cambiamento di atteggiamento collettivo verso l'inclusività e l'accettazione delle diverse forme del corpo.

Esperienze Personali

Le esperienze personali possono fornire una comprensione profonda delle sfide quotidiane affrontate dalle persone in sovrappeso.

Condividere queste storie aiuta a umanizzare le difficoltà e a sensibilizzare gli altri sulla realtà di queste esperienze.

Esperienza di Maria: La Ricerca di Abiti per un Evento Speciale

Maria è una ragazza di 30 anni che ha sempre avuto una corporatura robusta. Quando fu invitata al matrimonio della sua migliore amica, l'emozione di partecipare a un evento così importante fu rapidamente oscurata dalla preoccupazione per cosa indossare. Maria voleva sentirsi bella e sicura di sé, ma sapeva che trovare un abito adatto sarebbe stato difficile.

Dopo aver visitato diversi negozi senza successo, Maria si recò in un grande magazzino sperando di trovare qualcosa che si adattasse alla sua taglia. La sezione dedicata alle taglie forti era piccola e nascosta in un angolo del negozio. Gli abiti erano informi e privi di stile, una chiara indicazione che il negozio non considerava importanti i bisogni delle persone come Maria.

Dopo ore di frustrazione, Maria trovò finalmente un vestito che sembrava andare bene. Tuttavia, quando lo provò, si rese conto che non era fatto per le sue proporzioni: era stretto nei punti sbagliati e non valorizzava la sua figura. Uscì dal camerino in lacrime, sentendosi sconfortata e invisibile. Quel giorno, la gioia di partecipare al matrimonio fu offuscata dalla difficoltà di trovare un abito che la facesse sentire a suo agio e bella.

Esperienza di Luca: L'Imbarazzo al Lavoro

Luca, un ragazzo di 35 anni, lavora in un ambiente professionale che richiede un abbigliamento formale. Trovare vestiti eleganti che si adattassero al suo corpo era sempre stato una sfida, ma un evento aziendale importante rese la situazione particolarmente stressante.

Deciso a fare una buona impressione, Luca visitò un negozio di abiti su misura. Sebbene il personale fosse professionale, Luca non poté evitare di sentirsi giudicato mentre prendevano le misure del suo corpo. La sensazione di essere osservato e valutato lo mise a disagio, facendogli rivivere molte delle insicurezze della sua adolescenza.

Il giorno dell'evento, Luca indossò il suo nuovo abito. Nonostante fosse su misura, sentiva che tutti gli sguardi erano su di lui. Durante la serata, evitò di mangiare o bere per paura di macchiare il vestito o di sembrare goffo. Questo lo portò a sentirsi escluso e isolato, nonostante fosse circondato dai colleghi. L'esperienza lo lasciò con una sensazione di ansia e di insoddisfazione riguardo al suo aspetto.

Esperienza di Chiara: La Lotta Quotidiana con l'Abbigliamento Casual

Chiara, una giovane di 25 anni, amava la moda e seguiva attentamente le tendenze. Tuttavia, la sua passione per l'abbigliamento era spesso ostacolata dalla difficoltà di trovare capi moderni della sua taglia. Ogni stagione, guardava con desiderio le nuove collezioni sapendo che la maggior parte dei capi non sarebbe stata disponibile nella sua misura.

Durante un'uscita con le amiche, Chiara entrò in un negozio che aveva appena lanciato una nuova linea di abbigliamento. Le sue amiche trovarono subito capi che adoravano, mentre lei cercava disperatamente qualcosa che le andasse bene. Quando finalmente trovò un paio di jeans della sua taglia, si accorse che erano tagliati male e non si adattavano alle sue forme.

Chiara si sentì profondamente frustrata e scoraggiata. Le sue amiche, inconsapevoli del suo disagio, continuavano a provarsi vestiti e a chiedere la sua opinione. Chiara finse di essere interessata, ma dentro di sé provava un forte senso di esclusione. L'uscita che doveva essere un momento di divertimento e complicità tra amiche si trasformò in un'esperienza dolorosa, facendola sentire diversa e non all'altezza.

Le storie di Maria, Luca e Chiara mettono in luce le sfide quotidiane che le persone in sovrappeso affrontano nel vestirsi. Queste esperienze non solo evidenziano le difficoltà pratiche, ma anche l'impatto emotivo e psicologico di sentirsi esclusi e giudicati. Riconoscere e condividere queste storie è un passo importante per promuovere la comprensione e l'empatia, e per spingere verso un cambiamento nelle percezioni e nelle pratiche della moda e del commercio.

Strategie e Soluzioni

Nonostante le difficoltà, ci sono molte soluzioni pratiche che possono aiutare:

- **Ricerca di negozi specializzati**: Esistono negozi e marche che si concentrano sull'offerta di abbigliamento per taglie forti, con una vasta gamma di stili e taglie.

- **Shopping online**: Piattaforme online spesso offrono una selezione più ampia e permettono di leggere recensioni e vedere come gli abiti stanno su persone reali.

- **Personalizzazione dei vestiti**: Investire in un sarto per adattare i vestiti alla propria forma può fare una grande differenza, rendendo ogni capo perfettamente aderente e confortevole.

- **Accettazione del proprio stile**: Sviluppare un proprio senso di stile, indipendentemente dalle mode del momento, può aiutare a sentirsi più sicuri e a proprio agio nei propri vestiti.

Accettazione del Proprio Stile

Accettare e sviluppare il proprio stile personale è un passo fondamentale per chiunque, ma per le persone in sovrappeso può essere un atto di emancipazione e autoaffermazione particolarmente significativo. In un mondo che spesso impone standard di bellezza irrealistici, trovare e accettare il proprio stile diventa un potente strumento di empowerment e autostima.

Il primo passo verso l'accettazione del proprio stile è l'esplorazione. Prenditi il tempo di capire cosa ti piace davvero e cosa ti fa sentire a tuo agio. Questo processo può includere la sperimentazione con diversi tipi di abbigliamento, colori e accessori. Visita diversi negozi, prova stili che non hai mai considerato prima e prendi nota di ciò che ti fa sentire bene. La moda non deve essere vista come un insieme rigido di regole da seguire, ma come un mezzo per esprimere la tua individualità.

Un elemento cruciale nell'accettazione del proprio stile è il rifiuto consapevole degli standard di bellezza imposti dalla società. Riconosci che le immagini patinate che vedi nei media spesso non rappresentano la realtà e che la bellezza viene in molte forme e taglie. Impara a riconoscere e respingere i messaggi negativi che possono influenzare la tua percezione di te stesso. Concentrati su ciò che ti piace di te e su come puoi esprimerlo attraverso il tuo abbigliamento.

Creare il Proprio Look

Una volta che hai esplorato vari stili e rifiutato gli standard imposti, è il momento di creare il tuo look personale. Questo può includere la scelta di capi che esaltano le parti del tuo corpo che ami di più e che ti fanno sentire sicuro. Non aver paura di essere audace e di incorporare elementi unici che riflettono la tua personalità. Ricorda che il comfort è altrettanto importante quanto l'estetica; indossare abiti che ti fanno sentire a tuo agio è essenziale per esprimere fiducia in te stesso.

Cerca ispirazione da persone che ammirano il proprio stile e che celebrano la diversità dei corpi. Segui blogger, influencer e celebrità che abbracciano le loro forme e che promuovono una moda inclusiva. Inoltre, circondati di persone che ti sostengono e che apprezzano il tuo stile personale. Il supporto di amici e familiari può fare una grande differenza nel tuo percorso di accettazione.

L'Importanza dell'Autenticità

Infine, l'accettazione del proprio stile riguarda l'autenticità. Non cercare di conformarti a ciò che gli altri pensano che dovresti indossare. La moda dovrebbe essere un'espressione di chi sei veramente. Quando indossi qualcosa che ti rappresenta, ti sentirai più sicuro e autentico. L'autenticità è attraente e potente, e le persone intorno a te noteranno e apprezzeranno la tua fiducia.

Conclusione

L'accettazione del proprio stile non è solo una questione di moda; è un viaggio di autoconoscenza e autoaccettazione. Si tratta di trovare ciò che ti fa sentire bene e di abbracciare la tua unicità. In un mondo che spesso tenta di limitare e definire ciò che è accettabile, creare e accettare il proprio stile personale è un atto di ribellione e di amore per se stessi.

Sfide e Soluzioni

Superare le difficoltà legate al vestirsi quando si è in sovrappeso richiede una combinazione di approcci pratici e di cambiamenti di prospettiva. Ecco alcune strategie e soluzioni che possono aiutare a migliorare l'esperienza di shopping e a sviluppare uno stile personale che sia confortevole e gratificante.

Ricerca di Negozi Specializzati

1. **Negozi di Taglie Forti**

   - Esistono negozi specializzati che offrono abiti progettati specificamente per persone in sovrappeso. Questi negozi spesso dispongono di una gamma più ampia di taglie e di capi che tengono conto delle proporzioni diverse, offrendo vestiti che non solo si adattano bene ma che sono anche alla moda.

   - Esempi di tali negozi includono catene internazionali come Torrid e Lane Bryant, che offrono una vasta selezione di abiti casual, da lavoro e per occasioni speciali.

2. **Shopping Online**

   - Il commercio online ha aperto nuove possibilità per trovare abiti in taglie forti. Piattaforme come ASOS Curve, eShakti e Universal Standard offrono una vasta gamma di opzioni alla moda. Lo shopping online permette anche di leggere recensioni di altri acquirenti con corporature simili, aiutando a prendere decisioni più informate.

- Molti siti web offrono guide alle taglie dettagliate e opzioni di reso gratuite, facilitando il processo di trovare l'abito perfetto senza dover affrontare la potenziale frustrazione delle prove in negozio.

Personalizzazione dei Vestiti

1. Sarti e Servizi di Alterazione

- Un sarto esperto può fare una grande differenza nel modo in cui un vestito si adatta al corpo. Anche i capi acquistati nei negozi di taglie forti possono beneficiare di piccole modifiche per adattarsi meglio alla tua figura unica.

- Investire in servizi di alterazione per adattare giacche, pantaloni e abiti alle tue specifiche misure può migliorare notevolmente il comfort e l'aspetto dei tuoi vestiti.

2. Progetti Fai-da-Te

- Se hai abilità nel cucito, considera l'opzione di personalizzare tu stesso i tuoi vestiti. Aggiungere elastici, inserire pannelli di stoffa o accorciare orli sono solo alcune delle modifiche che puoi fare per migliorare la vestibilità dei tuoi abiti.

- Esistono molte risorse online, inclusi tutorial video e blog, che possono aiutarti a imparare tecniche di cucito di base e avanzate.

Sviluppo del Proprio Stile

1. **Accettazione del Proprio Corpo**

   - Accettare e apprezzare il proprio corpo è il primo passo per sviluppare uno stile personale autentico. Riconoscere che ogni corpo è unico e meritevole di abiti belli e confortevoli è fondamentale.

   - Coltivare una mentalità positiva verso il proprio corpo può aiutarti a fare scelte di abbigliamento basate su ciò che ti fa sentire bene piuttosto che su ciò che la società ritiene appropriato.

2. **Sperimentazione con i Colori e i Modelli**

   - Non aver paura di sperimentare con colori vivaci, stampe audaci e accessori unici. Spesso, le persone in sovrappeso si sentono limitate a indossare colori scuri e stili semplici, ma esplorare una gamma più ampia di opzioni può aiutare a trovare ciò che ti fa sentire veramente te stesso.

   - Considera l'uso di accessori come sciarpe, gioielli e borse per aggiungere un tocco personale al tuo abbigliamento e per distogliere l'attenzione dalle aree di cui potresti sentirti meno sicuro.

3. **Creazione di un Guardaroba Capsule**

   - Un guardaroba capsule consiste in un numero limitato di capi essenziali e versatili che possono essere combinati in molti modi diversi. Questo approccio non solo semplifica il processo di vestirsi ma garantisce anche che ogni capo nel tuo armadio sia qualcosa che ami e che ti sta bene.

- Includi pezzi chiave come un paio di pantaloni neri ben fatti, una camicia bianca versatile, un blazer adatto e un vestito che ti fa sentire sicuro. Aggiungi poi alcuni pezzi alla moda e stagionali per rinfrescare il tuo guardaroba.

Consigli Pratici per lo Shopping

1. **Prove Strategiche**

   - Quando fai shopping, prova sempre più taglie del solito per trovare quella che ti si adatta meglio. Le taglie possono variare notevolmente tra i diversi marchi e stili, quindi non fissarti su un numero specifico.

   - Prendi in considerazione anche la vestibilità e il comfort a lungo termine, non solo l'aspetto iniziale. Cammina, siediti e muoviti nei vestiti per assicurarti che siano confortevoli in tutte le situazioni.

2. **Richiesta di Assistenza**

   - Non esitare a chiedere aiuto al personale del negozio. Gli assistenti alle vendite possono spesso suggerire stili e taglie che potresti non aver considerato e possono aiutarti a trovare capi che rispondano alle tue esigenze specifiche.

- In molti negozi specializzati, il personale è formato per aiutare i clienti a trovare vestiti che li facciano sentire sicuri e comodi, quindi approfitta della loro esperienza.

3. **Utilizzo delle Recensioni**

   - Quando acquisti online, leggi sempre le recensioni dei prodotti. Le recensioni di altri clienti possono fornire preziose informazioni sulla vestibilità, la qualità del tessuto e la durata dei capi.

   - Cerca recensioni da parte di persone con corporature simili alla tua, poiché le loro esperienze possono aiutarti a prendere decisioni più informate e a evitare acquisti insoddisfacenti.

Conclusione

Superare le sfide legate al vestirsi come persona in sovrappeso richiede un approccio strategico e proattivo. Cercando negozi specializzati, personalizzando i vestiti, sviluppando un proprio stile e adottando consigli pratici per lo shopping, è possibile trasformare l'esperienza del vestirsi da una fonte di stress a un'opportunità di espressione personale e autostima. Ricorda che ogni corpo merita di essere celebrato e vestito con cura e rispetto.

Capitolo 2 Le Difficoltà Quotidiane: muoversi

Barriere Fisiche e Psicologiche

Muoversi in spazi pubblici può essere una fonte costante di stress e disagio per le persone in sovrappeso. Le barriere fisiche e psicologiche possono rendere difficile l'utilizzo di mezzi di trasporto, la frequentazione di luoghi pubblici e la partecipazione ad eventi sociali. Affrontare e comprendere queste barriere è essenziale per migliorare la qualità della vita e promuovere l'inclusività.

Barriere Fisiche

Le barriere fisiche sono spesso le prime a essere percepite e possono avere un impatto immediato e visibile.

1. **Spazi Ristretti**: Molti mezzi di trasporto pubblico, come autobus, treni e aerei, non sono progettati per accogliere comodamente persone con corporature diverse. Sedili stretti, corridoi angusti e spazi limitati possono rendere difficile il viaggio. Per esempio, sedili degli autobus e dei treni spesso sono troppo piccoli per garantire un viaggio confortevole, e le cinture di sicurezza degli aerei possono essere troppo corte.

2. **Accessibilità Limitata**: Luoghi pubblici come cinema, teatri, ristoranti e parchi di divertimento spesso non considerano le esigenze delle persone in sovrappeso. Sedie non rinforzate, tavoli fissi con poco spazio per le gambe e attrazioni che richiedono

determinate misure corporee sono solo alcuni degli ostacoli che si possono incontrare. Anche l'accesso ai servizi igienici può essere problematico, con cabine troppo strette e servizi non adeguati.

3. **Attrezzature e Servizi Non Adatti**: In molte palestre e centri sportivi, l'attrezzatura non è progettata per essere utilizzata da persone in sovrappeso. Questo può scoraggiare la partecipazione alle attività fisiche e aumentare il senso di esclusione. Inoltre, le scale e gli ascensori spesso non tengono conto delle esigenze di chi ha problemi di mobilità legati al peso.

Barriere Psicologiche

Oltre alle barriere fisiche, le persone in sovrappeso devono affrontare significative barriere psicologiche che possono influenzare profondamente il loro benessere mentale ed emotivo.

1. **Paura del Giudizio**: Uno degli ostacoli psicologici più comuni è la paura del giudizio altrui. Le persone in sovrappeso spesso si sentono osservate e giudicate negativamente per il loro aspetto fisico. Questa costante preoccupazione può portare ad evitare situazioni sociali e pubbliche, contribuendo all'isolamento e alla solitudine.

2. **Ansia Sociale**: La paura di essere ridicolizzati o discriminati può causare ansia sociale, rendendo difficile interagire con gli altri in contesti pubblici. L'ansia può manifestarsi in situazioni quotidiane come prendere l'autobus, andare al ristorante o

partecipare a eventi sociali. Questo può limitare significativamente le opportunità di socializzazione e partecipazione attiva nella comunità.

3. **Bassa Autostima**: Le continue esperienze di esclusione e derisione possono erodere l'autostima. Le persone in sovrappeso possono interiorizzare i messaggi negativi ricevuti dalla società, credendo di valere meno degli altri. Questa bassa autostima può influenzare vari aspetti della vita, inclusi il lavoro, le relazioni personali e la salute mentale.

4. **Sentimenti di Vergogna e Colpa**: Molti individui in sovrappeso provano sentimenti di vergogna e colpa riguardo al proprio corpo, spesso alimentati da messaggi culturali che attribuiscono il peso a una mancanza di disciplina o forza di volontà. Questi sentimenti possono essere debilitanti e impedire di cercare aiuto o di impegnarsi in attività che potrebbero migliorare la loro qualità della vita.

Affrontare le Barriere

Affrontare le barriere fisiche e psicologiche richiede un approccio integrato che combini interventi pratici con strategie di supporto emotivo e psicologico.

1. **Interventi Pratici**: Adattamenti fisici negli spazi pubblici, come sedili più larghi, attrezzature rinforzate e accessi più ampi, possono migliorare significativamente l'esperienza quotidiana. La

progettazione inclusiva e le politiche di accessibilità devono essere prioritarie per garantire che tutti possano partecipare pienamente alla vita sociale. Ma ognuno di noi deve metterci del proprio, segnalando alle istituzioni le mancanze che perseguono.

2. **Supporto Psicologico**: Terapie cognitive-comportamentali, gruppi di supporto e counseling possono aiutare a costruire autostima e a sviluppare strategie per affrontare l'ansia sociale e la paura del giudizio. Avere uno spazio sicuro dove esprimere e discutere le proprie esperienze può fare una grande differenza.

3. **Educazione e Sensibilizzazione**: Educare il pubblico sull'importanza dell'inclusività e della diversità corporee può ridurre lo stigma e promuovere un ambiente più accogliente e rispettoso. Campagne di sensibilizzazione e formazione possono aiutare a cambiare le percezioni negative e a promuovere l'accettazione, ma anche in questo caso dobbiamo essere noi a rivendicare questa esigenza!

4. **Autocompassione e Autocura**: Praticare l'autocompassione e l'autocura è fondamentale. Questo include il riconoscimento del proprio valore intrinseco, indipendentemente dall'aspetto fisico, e l'impegno in attività che promuovono il benessere fisico e mentale.

Le barriere fisiche e psicologiche che le persone in sovrappeso devono affrontare sono complesse e interconnesse. Comprendere queste sfide e sviluppare strategie per superarle è essenziale per promuovere l'inclusività e migliorare la qualità della vita. Affrontare queste barriere non è solo una questione di accessibilità fisica, ma anche di costruire una società che valorizzi e rispetti tutte le forme del corpo.

Storie di Vita Vissuta

Le esperienze personali offrono una visione preziosa delle difficoltà quotidiane che le persone in sovrappeso affrontano, fornendo contesto e umanità alle barriere fisiche e psicologiche discusse in precedenza. Di seguito, tre storie di vita vissuta illustrano le sfide reali e le risposte individuali a tali situazioni.

1. L'Esperienza di Marta: Il Trasporto Pubblico

Marta, una donna di 35 anni, vive in una grande città e utilizza quotidianamente i mezzi di trasporto pubblico per andare al lavoro. Ogni mattina, affronta l'ansia di dover salire su un autobus affollato, temendo di non trovare un posto adeguato.

Un giorno, particolarmente affollato, Marta riuscì a trovare un posto a sedere, ma le sue spalle toccavano quelle dei passeggeri accanto a lei. Sentiva gli sguardi di fastidio e i sospiri impazienti. Quando un passeggero fece un commento sussurrato, ma chiaramente udibile, su quanto spazio occupava, Marta si sentì umiliata. La sua giornata iniziò con un profondo senso di vergogna e sconforto.

2. L'Esperienza di Luca: Un Evento Sociale

Luca, un giovane uomo di 28 anni, fu invitato a un matrimonio di un caro amico. La cerimonia si svolgeva in un elegante ristorante con tavoli e sedie dallo spazio ristretto. Luca, consapevole della sua corporatura, arrivò presto per assicurarsi un posto adeguato.

Durante il ricevimento, Luca si trovò in difficoltà a muoversi tra i tavoli stretti. Quando si sedette, la sedia scricchiolò sotto il suo peso, attirando l'attenzione degli ospiti vicini. Sentendo gli occhi su di sé, Luca cercò di rimanere calmo, ma la sua mente era affollata da pensieri di auto-sabotaggio e imbarazzo. La sua esperienza del matrimonio fu rovinata dal costante timore di rompere una sedia o di essere giudicato.

3. L'Esperienza di Angela: Un Viaggio in Aereo

Angela, una professionista di 42 anni, doveva prendere un volo per una conferenza importante. Le sedie degli aerei erano sempre state una fonte di ansia per lei. Anche se prenotava sempre un posto vicino al corridoio per avere più spazio, la preoccupazione di disturbare gli altri passeggeri era sempre presente.

Durante un volo particolarmente lungo, Angela chiese una prolunga per la cintura di sicurezza, ma l'assistente di volo la consegnò con uno sguardo di pietà che fece sentire Angela visibilmente a disagio. Durante il volo, un passeggero accanto a lei fece commenti sgraditi sulle "scomodità" dei voli affollati, lasciando intendere che il problema fosse lei. Angela passò il resto del volo in silenzio, cercando di farsi piccola nella sua sedia, sentendosi isolata e umiliata.

Conclusione

Le storie di Marta, Luca e Angela evidenziano le sfide quotidiane che le persone in sovrappeso affrontano in vari contesti pubblici. Queste esperienze non solo mettono in luce le barriere fisiche, ma anche l'impatto psicologico del giudizio e della discriminazione. Riconoscere e condividere queste storie è un passo cruciale per promuovere l'empatia e l'inclusività, incoraggiando cambiamenti nelle infrastrutture e nelle attitudini sociali per creare un ambiente più accogliente e rispettoso per tutti

Adattamenti e Consigli

Affrontare le barriere fisiche e psicologiche richiede un approccio integrato che combini soluzioni pratiche con strategie di supporto emotivo e psicologico. Ecco alcuni adattamenti e consigli che possono aiutare le persone in sovrappeso a navigare meglio nelle sfide quotidiane.

Adattamenti Fisici

1. **Pianificazione Anticipata**

   - **Trasporto Pubblico**: Cercare di viaggiare in orari meno affollati può ridurre lo stress e migliorare l'esperienza complessiva. Inoltre, prendere familiarità con le opzioni di trasporto disponibili, come autobus con più spazio o treni con carrozze più ampie, può fare una grande differenza.

- **Sedili più ampi**: Quando possibile, prenotare posti con spazio extra, come quelli vicino al corridoio su aerei o autobus. Molte compagnie aeree offrono la possibilità di prenotare sedili con spazio extra per una maggiore comodità.

2. Accessibilità e Comfort nei Luoghi Pubblici

- **Sedie rinforzate**: Nei ristoranti, chiedere sedie senza braccioli e con una struttura più robusta può evitare situazioni imbarazzanti. Molti locali sono disposti ad accomodare richieste specifiche se vengono informati in anticipo.

- **Ingressi e spazi più larghi**: Preferire luoghi pubblici che offrono ingressi più larghi e spazi ben organizzati. Esistono applicazioni e siti web che recensiscono la qualità dell'accessibilità dei luoghi pubblici, offrendo informazioni preziose per pianificare uscite più agevolmente.

3. Attrezzature Adeguate

- **Palestre e Centri Sportivi**: Scegliere palestre che dispongono di attrezzature adatte a tutte le corporature. Alcuni centri fitness offrono attrezzature specifiche per persone in sovrappeso, come sedili regolabili e macchine con una capacità di peso più alta.

- **Dispositivi di Supporto**: L'uso di ausili come cuscini per sedili e cinture di sicurezza estensibili può migliorare notevolmente il comfort durante i viaggi e le attività quotidiane.

Consigli Psicologici ed Emotivi

1. **Supporto Psicologico**

   - **Terapia Cognitivo-Comportamentale (CBT)**: La CBT può essere particolarmente efficace per affrontare l'ansia sociale e la paura del giudizio. Lavorare con un terapeuta può aiutare a sviluppare strategie per gestire i pensieri negativi e migliorare l'autostima.

   - **Gruppi di Supporto**: Partecipare a gruppi di supporto per persone in sovrappeso può fornire un ambiente sicuro per condividere esperienze e ricevere consigli pratici e incoraggiamento. La condivisione delle proprie esperienze può ridurre il senso di isolamento e aumentare la resilienza.

2. **Tecniche di Mindfulness e Auto-Compassion**

   - **Pratiche di Mindfulness**: Imparare a essere presenti nel momento senza giudizio può ridurre l'ansia e migliorare il benessere generale. Tecniche come la meditazione mindfulness possono aiutare a sviluppare un rapporto più positivo con il proprio corpo.

- **Auto-Compassion**: Praticare l'auto-compassione implica trattare se stessi con la stessa gentilezza e comprensione che si offrirebbe a un amico caro. Riconoscere che le difficoltà sono parte dell'esperienza umana e non riflettono il proprio valore intrinseco può essere estremamente liberatorio.

3. Strategie di Affrontamento Sociale

- **Affrontare i Commenti Negativi**: Preparare risposte assertive per affrontare i commenti negativi o le domande impertinenti può aiutare a sentirsi più sicuri. Ad esempio, una risposta semplice e dignitosa come "Preferirei non discutere del mio corpo" può chiudere una conversazione scomoda.

- **Creare un Rete di Supporto**: Circondarsi di persone che offrono supporto e incoraggiamento è fondamentale. Familiari, amici e colleghi di supporto possono aiutare a rafforzare l'autostima e a fornire un senso di appartenenza e sicurezza.

Promuovere l'Inclusività

1. **Advocacy ed Educazione**

   - **Promuovere Spazi Inclusivi**: Partecipare attivamente a campagne che promuovono l'accessibilità e l'inclusività nei luoghi pubblici può contribuire a creare cambiamenti positivi nella società. Educare i datori di lavoro, gli operatori del servizio pubblico e i progettisti urbani sull'importanza di considerare le esigenze di tutte le corporature è essenziale.

   - **Sensibilizzazione Sociale**: Contribuire alla sensibilizzazione sulle difficoltà che le persone in sovrappeso affrontano può ridurre lo stigma e promuovere una maggiore empatia e comprensione. Parlare apertamente delle proprie esperienze può aiutare a cambiare le percezioni e a promuovere una società più inclusiva.

Superare le barriere fisiche e psicologiche richiede un approccio olistico che combina adattamenti pratici con strategie di supporto emotivo e psicologico. Lavorando insieme, possiamo creare un ambiente più inclusivo e rispettoso per tutti, indipendentemente dalle dimensioni del corpo. Promuovere la consapevolezza, l'accettazione e l'inclusività non solo migliorerà la qualità della vita delle persone in sovrappeso, ma contribuirà a costruire una società più giusta e compassionevole.

Capitolo 3 Le Difficoltà Quotidiane: lo Sport

L'attività fisica è fondamentale per il benessere fisico e mentale, ma per le persone in sovrappeso può rappresentare una sfida significativa. Le barriere fisiche e psicologiche rendono difficile l'accesso allo sport e alle attività ricreative, ma con le giuste strategie e un supporto adeguato, queste barriere possono essere superate, trasformando l'attività fisica in un'opportunità di crescita e benessere.

Ostacoli alla Partecipazione Sportiva

Barriere Fisiche

1. **Attrezzature Inadeguate**

Molte palestre e centri sportivi non dispongono di attrezzature progettate per persone in sovrappeso. Macchine per il fitness e attrezzature cardiovascolari spesso hanno limiti di peso che escludono chi ha una corporatura più grande. Anche le sedie e i banchi nelle aree comuni possono non essere adeguati.

2. **Difficoltà di Movimento**

Le persone in sovrappeso possono trovare difficile eseguire certi movimenti o esercizi a causa della loro massa corporea. Questo può limitare la loro capacità di partecipare a sport di squadra o attività ad alto impatto come la corsa o l'aerobica ad alta intensità.

3. Abbigliamento Sportivo

Trovare abbigliamento sportivo adeguato può essere un problema. Molti negozi non offrono taglie forti per abbigliamento sportivo, rendendo difficile trovare vestiti comodi e funzionali per l'attività fisica.

Barriere Psicologiche

1. Paura del Giudizio

La paura di essere giudicati per il proprio aspetto fisico può essere un ostacolo significativo. Questa paura può scoraggiare le persone in sovrappeso dal frequentare palestre o partecipare a classi di fitness, dove potrebbero sentirsi osservate e criticate.

2. Bassa Autostima

Le esperienze passate di esclusione o derisione possono portare a una bassa autostima, rendendo difficile iniziare un'attività fisica. La mancanza di fiducia nelle proprie capacità atletiche può impedire di partecipare a sport e attività fisiche.

3. Ansia Sociale

L'ansia legata alla partecipazione a eventi sportivi pubblici o a esercizi di gruppo può essere debilitante. La preoccupazione di non riuscire a mantenere il ritmo o di non essere all'altezza degli altri partecipanti può impedire l'inizio di un programma di attività fisica.

Opportunità per Superare gli Ostacoli

Soluzioni Pratiche

1. **Attività Fisiche Adattate**

   - **Nuoto e Acquagym**: Il nuoto e le attività in acqua sono ideali per le persone in sovrappeso, poiché l'acqua sostiene il peso corporeo e riduce l'impatto sulle articolazioni, permettendo un allenamento completo e meno stressante.

   - **Yoga e Pilates**: Queste discipline offrono esercizi a basso impatto che migliorano la flessibilità, la forza e la consapevolezza del corpo. Molte classi di yoga e Pilates sono adattabili a diverse capacità fisiche e possono essere modificate per accogliere persone di tutte le corporature.

   - **Camminata e Trekking**: La camminata è una forma eccellente di esercizio a basso impatto che può essere praticata a qualsiasi livello di fitness. Iniziare con brevi passeggiate e aumentare gradualmente la distanza e la difficoltà può aiutare a costruire resistenza senza sovraccaricare il corpo.

   - **Tennis Tavolo**: alla veneranda età di 40 anni ho cominciato a praticare questo sport, ho sviluppato un gioco dove l'agilità non è determinante e oltre a fare esercizio mi diverto come un matto.

2. Palestre Inclusive

Cercare palestre e centri fitness che promuovano un ambiente inclusivo e di supporto. Alcune palestre sono specificamente orientate a persone in sovrappeso e offrono attrezzature e programmi adattati alle loro esigenze.

3. Allenatori Specializzati

Lavorare con allenatori che hanno esperienza nel supportare persone in sovrappeso può fare una grande differenza. Questi professionisti possono creare programmi di allenamento personalizzati che tengono conto delle esigenze fisiche e dei limiti individuali, promuovendo un approccio positivo e incoraggiante.

Supporto Psicologico ed Emotivo

1. Costruire la Fiducia in Se Stessi

- **Obiettivi Realistici**: Stabilire obiettivi piccoli e realistici può aiutare a costruire la fiducia in se stessi. Ogni piccolo successo può aumentare la motivazione e la fiducia nelle proprie capacità.

- **Auto-Compassion**: Praticare l'auto-compassione, riconoscendo che tutti affrontano sfide e che il valore personale non dipende dalla forma fisica, è fondamentale. Essere gentili con se stessi e celebrare i progressi, per quanto piccoli, può migliorare notevolmente l'autostima.

2. Sistemi di Supporto

- **Gruppi di Supporto**: Partecipare a gruppi di supporto può fornire un senso di comunità e incoraggiamento. Condividere esperienze e successi con persone che affrontano sfide simili può essere molto motivante.

- **Amici e Famiglia**: Coinvolgere amici e familiari nelle attività fisiche può fornire un ulteriore livello di supporto. Fare esercizio insieme può rendere l'attività più piacevole e meno intimidatoria.

3. Educazione e Sensibilizzazione

- **Consapevolezza Pubblica**: Promuovere la consapevolezza sull'importanza dell'inclusività nello sport può contribuire a creare ambienti più accoglienti. Educare gli altri sui benefici dell'attività fisica per tutte le persone, indipendentemente dalla loro corporatura, può aiutare a ridurre lo stigma e promuovere una cultura di accettazione.

Superare le barriere per la partecipazione sportiva richiede un approccio che combini adattamenti pratici con supporto emotivo e psicologico. Con le giuste strategie e un forte sistema di supporto, le persone in sovrappeso possono scoprire che l'attività fisica non solo è possibile, ma può anche essere piacevole e gratificante. Promuovere un ambiente inclusivo e incoraggiante è essenziale per aiutare tutti a godere dei benefici del movimento e del benessere fisico.

Capitolo 4 Il Bullismo

Il bullismo è una piaga sociale che colpisce innumerevoli persone in tutto il mondo, ma per chi è in sovrappeso, le esperienze di bullismo possono essere particolarmente devastanti. Fin dall'infanzia, le persone in sovrappeso spesso diventano bersagli facili per i bulli, che utilizzano il peso come una scusa per deriderle, umiliarle e isolarle. Queste esperienze non solo danneggiano l'autostima e il benessere psicologico delle vittime, ma possono anche lasciare cicatrici emotive profonde e durature.

Il bullismo legato al peso inizia spesso nelle scuole elementari e può intensificarsi durante l'adolescenza, un periodo già di per sé complicato a causa dei cambiamenti fisici e delle pressioni sociali. Le prese in giro e le umiliazioni possono continuare anche in età adulta, manifestandosi in ambienti di lavoro e sociali. La costante ridicolizzazione e il rifiuto possono portare a gravi conseguenze psicologiche, tra cui ansia, depressione e un profondo senso di vergogna e inadeguatezza.

In questo capitolo, esploreremo le diverse forme di bullismo che le persone in sovrappeso affrontano e l'impatto che queste esperienze hanno sul loro benessere mentale ed emotivo. Analizzeremo le dinamiche del bullismo nelle varie fasi della vita, dalle scuole elementari all'età adulta, e offriremo strategie pratiche per rispondere ai bulli e mitigare gli effetti negativi delle loro azioni. Inoltre, discuteremo l'importanza del supporto e della solidarietà, sia a livello personale che istituzionale, e come creare ambienti più inclusivi e rispettosi.

Esploreremo anche storie di resilienza e successo, mostrando come molte persone in sovrappeso siano riuscite a superare il bullismo e a costruire vite piene e soddisfacenti. Queste testimonianze serviranno non solo come fonte di ispirazione, ma anche come prova che è possibile affrontare e superare le avversità.

Il nostro obiettivo è fornire un quadro completo delle sfide legate al bullismo per le persone in sovrappeso, offrendo risorse e consigli utili per affrontare queste difficoltà. Vogliamo promuovere una maggiore comprensione ed empatia, incoraggiando la società a riconoscere e combattere il bullismo in tutte le sue forme.

In definitiva, speriamo che questo capitolo non solo sensibilizzi i lettori sull'impatto devastante del bullismo, ma anche che fornisca strumenti pratici e incoraggianti per chi ne è vittima. Con il giusto supporto e le giuste strategie, è possibile costruire una vita piena di rispetto, dignità e autostima, indipendentemente dal proprio peso.

Dalle Scuole Elementari in Poi

Le esperienze di bullismo iniziano spesso durante l'infanzia, un periodo critico per lo sviluppo dell'autostima e dell'identità personale. I bambini in sovrappeso sono frequentemente bersaglio di insulti, scherzi crudeli e isolamento sociale. Queste prime esperienze di bullismo possono avere un impatto duraturo sulla loro percezione di sé e sul loro benessere psicologico.

Nel contesto scolastico, i bambini in sovrappeso possono essere esclusi dai giochi e dalle attività fisiche, con commenti offensivi da parte dei compagni che li etichettano come "lenti" o "poco atletici". Anche momenti quotidiani, come il pranzo a scuola, possono diventare occasioni di derisione. Frasi come "Non mangiare troppo, altrimenti scoppierai" sono tristemente comuni e contribuiscono a creare un ambiente ostile.

Le dinamiche sociali nelle scuole sono spesso caratterizzate da una forte pressione a conformarsi a determinati standard di bellezza e comportamento. I bambini che non rientrano in questi standard sono facilmente emarginati. Per i bambini in sovrappeso, l'aspetto fisico diventa un segno distintivo che li rende vulnerabili al bullismo. L'assenza di interventi adeguati da parte degli insegnanti e del personale scolastico può aggravare la situazione, permettendo ai bulli di agire impunemente.

Esempio: La Storia di Giulia

Giulia era una bambina di otto anni quando iniziò a subire bullismo a causa del suo peso. Durante la ricreazione, i compagni la evitavano, chiamandola "cicciona" e facendole sentire di essere diversa e meno degna di amicizia. Un giorno, durante una lezione di educazione fisica, l'insegnante chiese ai bambini di correre intorno al campo. Giulia, che faceva fatica a mantenere il passo, fu derisa da un gruppo di compagni che imitarono il suo modo di correre in modo caricaturale. Questo episodio non solo la fece sentire umiliata, ma la convinse anche di non essere in grado di partecipare alle attività fisiche come gli altri bambini.

Con l'ingresso nell'adolescenza, le pressioni sociali e le dinamiche di gruppo diventano ancora più intense. La scuola superiore rappresenta un ambiente dove l'apparenza e la conformità giocano un ruolo cruciale, e per gli adolescenti in sovrappeso, questo può tradursi in una continua lotta contro il bullismo e l'auto-percezione negativa.

Durante l'adolescenza, il bullismo può diventare più sofisticato e crudele. I social media amplificano le opportunità per i bulli di deridere e umiliare le loro vittime. Commenti offensivi, meme crudeli e cyberbullismo possono portare l'isolamento e la sofferenza a livelli estremi. Gli adolescenti in sovrappeso possono sentirsi intrappolati in un ciclo di derisione che sembra non avere fine.

L'adolescenza è un periodo di significativi cambiamenti fisici e ormonali. Per gli adolescenti in sovrappeso, questi cambiamenti possono essere particolarmente stressanti. La pressione a conformarsi ai corpi "ideali" presentati dai media e dai pari può portare a disordini alimentari, depressione e ansia. L'auto-isolamento diventa una strategia comune per evitare ulteriori umiliazioni.

Esempio: La Storia di Marco

Marco, un adolescente di 15 anni, iniziò a subire un intenso bullismo all'inizio della scuola superiore. I compagni di classe lo prendevano in giro per il suo peso, spesso lasciando bigliettini anonimi nel suo armadietto con insulti crudeli. Una volta, durante una lezione di educazione fisica, fu costretto a partecipare a una partita di pallavolo. Ogni errore che commetteva era accolto da risate e commenti sprezzanti. L'umiliazione lo spinse a saltare le lezioni di educazione fisica e a evitare qualsiasi attività sociale a scuola.

Impatto Psicologico

Le esperienze di bullismo durante l'infanzia e l'adolescenza possono avere un impatto profondo e duraturo sulla salute mentale e sul benessere emotivo delle persone in sovrappeso.

Il bullismo persistente può portare a gravi problemi di salute mentale, tra cui ansia e depressione. La costante paura di essere derisi e la sensazione di non essere accettati possono creare un ambiente interno di stress e insicurezza.

L'essere costantemente presi di mira per il proprio aspetto fisico può erodere l'autostima. Le persone in sovrappeso spesso interiorizzano i messaggi negativi ricevuti dai bulli, credendo di valere meno degli altri. Questo può influenzare negativamente vari aspetti della vita, inclusi il rendimento scolastico, le relazioni interpersonali e le aspirazioni future.

Esempio: La Storia di Sara

Sara, una giovane ragazza di 20 anni, riflette sull'impatto del bullismo subito durante la scuola. Le continue prese in giro sul suo peso la portarono a sviluppare un grave caso di ansia sociale. Anche anni dopo, l'idea di entrare in una stanza piena di persone sconosciute le causa un intenso disagio. La sua autostima è stata profondamente colpita, influenzando le sue scelte di carriera e le sue relazioni personali.

Affrontare il bullismo legato al peso richiede un approccio multifaceted che combini supporto psicologico, strategie di risposta efficaci e un ambiente scolastico inclusivo e rispettoso. Le storie di Giulia, Marco e Sara evidenziano l'importanza di riconoscere e combattere il bullismo a tutti i livelli, promuovendo l'empatia e l'accettazione. Solo attraverso la comprensione e l'azione collettiva possiamo sperare di ridurre l'incidenza del bullismo e migliorare la vita di coloro che ne sono vittime.

La Presa in Giro Costante

Il bullismo legato al peso non si manifesta solo attraverso atti isolati, ma spesso assume la forma di una presa in giro costante che può erodere lentamente l'autostima e il benessere psicologico delle vittime. Questa sezione esplorerà le diverse forme di bullismo, l'impatto psicologico di tale trattamento e offrirà esempi concreti per illustrare la gravità del problema.

Bullismo Verbale

Il bullismo verbale è forse la forma più comune e riconoscibile di bullismo legato al peso. Può includere insulti diretti, soprannomi offensivi e commenti crudeli sul corpo della vittima.

- **Insulti e Soprannomi**: Termini dispregiativi come "ciccione", "balena" o "ippopotamo" sono spesso utilizzati per denigrare e umiliare. Questi epiteti possono diventare così radicati che la vittima arriva a identificarvisi, interiorizzando un'immagine negativa di sé.

- **Commenti Crudeli**: Frasi come "Non dovresti mangiare così tanto" o "Non hai mai pensato di fare una dieta?" sono comuni e possono sembrare innocue, ma ripetute nel tempo, diventano devastanti.

Bullismo Fisico

Il bullismo fisico, sebbene meno comune del bullismo verbale, può includere atti di violenza diretta o indiretta che prendono di mira la corporatura della vittima.

- **Aggressioni Dirette**: Spinzioni, pugni e calci possono essere giustificati dai bulli come scherzi o giochi innocui, ma per la vittima, rappresentano una minaccia reale e costante.

- **Aggressioni Indirette**: Possono includere azioni come nascondere o danneggiare gli oggetti personali della vittima, come i vestiti, per aumentare il disagio e l'umiliazione.

Bullismo Psicologico

Il bullismo psicologico è subdolo e può essere difficile da identificare e dimostrare. Comprende manipolazioni emotive e sociali che possono isolare ulteriormente la vittima.

- **Isolamento Sociale**: Escludere deliberatamente la vittima da attività sociali, gruppi di amici o eventi può farla sentire sola e indesiderata.

- **Rumor e Dicerie**: Diffondere false voci o storie sulla vittima per danneggiarne la reputazione e la fiducia sociale.

Cyberbullismo

Con l'avvento dei social media, il cyberbullismo è diventato una forma pervasiva e invasiva di bullismo. Può avvenire in qualsiasi momento e ovunque, amplificando l'impatto del bullismo tradizionale.

- **Messaggi Offensivi**: Commenti e messaggi privati contenenti insulti e minacce.

- **Diffusione di Immagini e Video**: Condivisione di immagini o video imbarazzanti della vittima per umiliarla pubblicamente.

- **Creazione di Pagine e Profili Falsi**: Creare contenuti o profili falsi per prendere in giro la vittima o danneggiarne la reputazione.

Ansia e Depressione

Il bullismo continuo può portare a gravi problemi di salute mentale, come ansia e depressione. La vittima può sviluppare un costante stato di allerta e preoccupazione, temendo nuovi episodi di bullismo in qualsiasi momento. Questo stato di stress cronico può manifestarsi con sintomi fisici, come mal di testa, problemi digestivi e insonnia.

Bassa Autostima

La costante denigrazione e umiliazione possono erodere la fiducia in se stessi. Le vittime di bullismo legato al peso spesso sviluppano una visione negativa del proprio corpo e delle proprie capacità. Questa bassa autostima può influenzare vari aspetti della vita, dalle prestazioni scolastiche alle relazioni interpersonali, portando a un ciclo di auto-sabotaggio e isolamento.

Disturbi Alimentari

Il bullismo può anche portare allo sviluppo di disturbi alimentari. La pressione per conformarsi agli ideali di bellezza e la vergogna associata al proprio corpo possono spingere la vittima verso comportamenti alimentari disordinati, come binge eating, bulimia o anoressia. Questi disturbi possono avere gravi conseguenze sulla salute fisica e mentale e richiedono un intervento professionale per essere affrontati.

Esempi Concreti

Esempio 1: La Storia di Alessia

Alessia, una ragazza di 16 anni, era costantemente presa in giro per il suo peso. Ogni giorno, i compagni di classe le lasciavano bigliettini offensivi nel suo armadietto e facevano rumori di animali quando lei passava nei corridoi. Questa presa in giro costante la fece sentire così insicura che iniziò a saltare la scuola. La sua autostima crollò e sviluppò un disturbo alimentare, iniziando a mangiare in modo compulsivo per cercare conforto.

Esempio 2: La Storia di Federico

Federico, un ragazzo di 28 anni, lavorava in un ufficio dove i colleghi facevano spesso battute sul suo peso durante le pause caffè. Queste battute, sebbene mascherate da scherzi, lo ferivano profondamente. Federico iniziò a evitare le pause caffè e gli eventi sociali aziendali, sentendosi sempre più isolato. La sua ansia aumentò a tal punto che decise di cercare aiuto professionale, scoprendo di soffrire di depressione.

Esempio 3: La Storia di Elena

Elena, una ragazza di 35 anni, subiva cyberbullismo da parte di un gruppo di persone che creavano profili falsi per diffondere voci offensive sul suo peso. Ogni volta che pubblicava una foto o un aggiornamento sui social media, riceveva commenti denigratori. Questo la portò a chiudere i suoi account social e a sentirsi completamente isolata dal suo gruppo di amici. Il cyberbullismo non solo danneggiò la sua autostima, ma le causò anche gravi attacchi di panico e ansia sociale.

Il bullismo legato al peso è una realtà dolorosa che colpisce profondamente il benessere psicologico delle vittime. Comprendere le diverse forme di bullismo e il loro impatto può aiutare a sviluppare strategie efficaci per affrontarlo e superarlo. È essenziale promuovere un ambiente di supporto e comprensione, educando le persone sull'importanza dell'empatia e del rispetto. Solo attraverso la consapevolezza e l'azione collettiva possiamo sperare di ridurre l'incidenza del bullismo e migliorare la vita di chi ne è vittima.

Consigli Pratici per Genitori ed Educatori

Il ruolo di genitori ed educatori è cruciale nel prevenire e affrontare il bullismo legato al peso. È essenziale creare un ambiente sicuro e di supporto sia a casa che a scuola, dove i bambini possano sentirsi accettati e valorizzati per chi sono, indipendentemente dal loro aspetto fisico. Questa sezione fornisce consigli pratici su come educare i giovani al rispetto e all'inclusività e su come le scuole e le istituzioni possono intervenire per prevenire e contrastare il bullismo.

Promuovere il Rispetto e l'Inclusività

   1. **Educazione all'Empatia**

- Insegnare ai bambini e agli adolescenti a mettersi nei panni degli altri può ridurre comportamenti di bullismo. Attività di role-playing e discussioni guidate possono aiutare gli studenti a comprendere come le loro parole e azioni influenzano gli altri.

- Programmi scolastici che includono lezioni sull'empatia e sulla diversità possono creare una cultura di rispetto e comprensione. Insegnanti e genitori possono lavorare insieme per sviluppare e implementare questi programmi.

2. Modelli di Comportamento Positivi

- Gli adulti devono fungere da modelli di comportamento positivo. Dimostrare rispetto e gentilezza verso tutti, indipendentemente dal loro aspetto fisico, insegna ai giovani a fare lo stesso.

- Genitori ed educatori possono condividere storie e esempi di persone che hanno affrontato e superato il bullismo, sottolineando l'importanza della resilienza e della solidarietà.

3. Discutere degli Stereotipi

- Parlare apertamente degli stereotipi legati al peso e di come siano dannosi può aiutare a smantellare pregiudizi. Discutere con i bambini e gli adolescenti su come i media spesso presentano un'immagine distorta della bellezza può aiutarli a sviluppare una visione più sana e realistica del corpo.

Creare un Ambiente di Supporto

1. **Politiche Scolastiche Anti-Bullismo**

   - Le scuole devono avere politiche chiare e rigorose contro il bullismo, con procedure ben definite per segnalare e affrontare gli episodi di bullismo. Queste politiche devono essere comunicate chiaramente a studenti, genitori e personale scolastico.

   - Formazione per insegnanti e staff scolastico su come riconoscere e intervenire nei casi di bullismo è essenziale. Gli educatori devono essere preparati a gestire queste situazioni in modo efficace e sensibile.

2. **Interventi Proattivi**

   - Organizzare workshop e seminari regolari sul bullismo e sull'inclusività può sensibilizzare ed educare la comunità scolastica. Coinvolgere esperti e testimonianze di persone che hanno vissuto il bullismo può rendere questi eventi più impattanti.

- Attività di gruppo che promuovono la collaborazione e il rispetto reciproco possono rafforzare i legami tra gli studenti e creare un ambiente più coeso e solidale.

3. Supporto Psicosociale

- Fornire accesso a consulenti scolastici e psicologi può offrire supporto immediato agli studenti che subiscono bullismo. Questi professionisti possono aiutare a sviluppare strategie di coping e a migliorare l'autostima delle vittime.

- Creare gruppi di supporto all'interno della scuola dove gli studenti possono condividere le loro esperienze e ricevere sostegno dai pari può essere molto benefico.

Interventi Scuola e Comunità

Programmi di Prevenzione

1. Programmi di Consapevolezza

- Programmi di consapevolezza sul bullismo devono essere integrati nel curriculum scolastico. Questi programmi possono includere lezioni su cosa sia il bullismo, i suoi effetti e come prevenirlo.

- Utilizzare materiali interattivi come video, giochi educativi e attività di gruppo per rendere i programmi di prevenzione del bullismo più coinvolgenti ed efficaci.

2. Coinvolgimento dei Genitori

- I genitori devono essere attivamente coinvolti nei programmi di prevenzione del bullismo. Offrire workshop e risorse per aiutare i genitori a riconoscere i segni del bullismo e a supportare i loro figli è fondamentale.

- Creare canali di comunicazione aperti tra scuola e famiglia può assicurare che i genitori siano informati e possano collaborare con gli educatori per affrontare il bullismo.

3. Collaborazione con le Comunità

- Le scuole possono collaborare con organizzazioni comunitarie, servizi sociali ed Enti locali per creare una rete di supporto più ampia. Queste collaborazioni possono offrire risorse aggiuntive e programmi di supporto per studenti e famiglie.

- Promuovere eventi comunitari che celebrano la diversità e l'inclusività può rafforzare il messaggio contro il bullismo e costruire una comunità più accogliente.

Risorse e Supporto

1. Accesso a Risorse Educative

- Fornire accesso a libri, articoli e risorse online su bullismo e inclusività può aiutare educatori, genitori e studenti a comprendere meglio il problema e le sue soluzioni.

- Creare una biblioteca scolastica o una sezione dedicata sul sito web della scuola con queste risorse può rendere l'informazione più accessibile.

2. Linee di Aiuto e Consulenza

- Stabilire linee di aiuto telefoniche e servizi di consulenza online per studenti e genitori può offrire supporto immediato. Questi servizi devono essere facilmente accessibili e promossi all'interno della comunità scolastica.

- Fornire informazioni su come contattare questi servizi, inclusi numeri di telefono e indirizzi web, può assicurare che chiunque abbia bisogno di aiuto sappia dove trovarlo.

3. Formazione Continua

- La formazione continua per educatori e personale scolastico è essenziale per mantenere aggiornate le competenze e le conoscenze sulle migliori pratiche per prevenire e affrontare il bullismo.

- Organizzare sessioni di formazione annuali e workshop aggiornati può assicurare che tutti siano preparati a gestire il bullismo in modo efficace e sensibile.

Tutte queste sono secondo me delle belle idee, ma se ognuno di noi non tenterà di sensibilizzare chi di dovere, resteranno sempre e solo delle idee...

Testimonianze e Storie di Resilienza

Le esperienze di bullismo possono essere devastanti, ma molte persone in sovrappeso hanno dimostrato una straordinaria capacità di resilienza, superando le avversità e costruendo vite piene di soddisfazione e successo. Le testimonianze personali offrono una visione ispiratrice di come sia possibile affrontare e vincere le battaglie contro il bullismo. In questa sezione, esploreremo storie di persone che hanno superato il bullismo e analizzeremo i risultati positivi che possono emergere da queste esperienze di resilienza.

La Storia di Laura: Da Vittima a Leader

Laura, oggi una donna di 35 anni, ha vissuto anni di bullismo intenso durante la sua infanzia e adolescenza a causa del suo peso. A scuola, era spesso esclusa dai giochi e derisa per la sua corporatura. Gli insulti e le prese in giro erano una costante, portandola a sviluppare una profonda insicurezza.

Nonostante queste difficoltà, Laura ha trovato la forza di reagire. Con l'aiuto di un insegnante di fiducia, ha iniziato a partecipare a un gruppo di supporto scolastico. Qui ha incontrato altri ragazzi con esperienze simili e ha imparato tecniche di coping e assertività. Questo supporto le ha permesso di sviluppare una maggiore fiducia in se stessa.

Oggi, Laura è un'avvocatessa di successo che si dedica alla difesa dei diritti delle persone vittime di bullismo. Ha fondato un'organizzazione no-profit che offre supporto legale e psicologico ai giovani che subiscono bullismo. La sua esperienza personale le ha dato una profonda comprensione delle sfide che queste persone affrontano, permettendole di fare una differenza concreta nella vita degli altri.

La Storia di Paolo: Riscoprire la Fiducia Attraverso lo Sport

Paolo, un ragazzo di 28 anni, ha sempre avuto una passione per lo sport, ma il bullismo subito durante l'infanzia per il suo peso lo ha portato a evitare le attività fisiche. I compagni di classe lo chiamavano "palla" e ridevano di lui ogni volta che cercava di partecipare alle lezioni di educazione fisica.

Determinato a cambiare la sua vita, Paolo ha deciso di iscriversi a una palestra specializzata in programmi di fitness inclusivi. Con il supporto di un allenatore esperto e comprensivo, ha iniziato un programma di allenamento personalizzato. L'ambiente accogliente e privo di giudizio della palestra gli ha permesso di riscoprire la gioia dello sport.

Oggi, Paolo è un istruttore di fitness certificato che lavora con persone di tutte le corporature. Ha fondato un gruppo di allenamento che promuove l'inclusività e l'accettazione, dimostrando che tutti possono beneficiare dell'attività fisica indipendentemente dal loro peso. La sua storia ispira molte persone a superare le proprie insicurezze e a trovare forza e fiducia attraverso lo sport.

La Storia di Marta: La Forza della Creatività

Marta, una talentuosa artista di 32 anni, ha trasformato il bullismo subito durante la sua adolescenza in una fonte di ispirazione per la sua arte. Durante gli anni scolastici, era spesso derisa per il suo aspetto fisico e le sue capacità artistiche erano minimizzate dai compagni e persino da alcuni insegnanti.

Invece di arrendersi, Marta ha canalizzato il suo dolore e la sua frustrazione nell'arte. Ha iniziato a dipingere e a scrivere poesie che riflettevano le sue esperienze e le sue emozioni. La sua arte è diventata un mezzo per esprimere la sua lotta contro il bullismo e per connettersi con altri che avevano vissuto esperienze simili.

Oggi, Marta è una rinomata artista con mostre in tutto il mondo. Le sue opere, che spesso trattano temi di inclusività, accettazione e resilienza, hanno toccato il cuore di molte persone. Marta utilizza la sua piattaforma per sensibilizzare il pubblico sul bullismo e per promuovere la creatività come strumento di guarigione e empowerment.

Risultati Positivi

Le storie di Laura, Paolo e Marta dimostrano che, nonostante le esperienze dolorose di bullismo, è possibile emergere più forti e determinati. Questi individui hanno trovato modi unici per trasformare le loro esperienze negative in fonti di forza e ispirazione, dimostrando che la resilienza può portare a risultati straordinari.

Le persone che hanno subito bullismo spesso sviluppano una profonda empatia e comprensione per gli altri. Questa capacità di mettersi nei panni degli altri può portare a relazioni interpersonali più forti e a un impegno maggiore nel sostenere e aiutare chi affronta difficoltà simili.

Superare il bullismo richiede una notevole resilienza. Le persone che riescono a superare queste esperienze spesso sviluppano una forte determinazione e una maggiore capacità di affrontare le sfide della vita. Questa resilienza può tradursi in successo personale e professionale.

Molte vittime di bullismo scelgono di dedicare le loro vite a promuovere il cambiamento sociale e a combattere il bullismo. Fondano organizzazioni, partecipano a campagne di sensibilizzazione e utilizzano le loro storie per educare e ispirare gli altri. Questo impegno può avere un impatto significativo sulla società, contribuendo a creare ambienti più inclusivi e rispettosi.

Capitolo 5 Strategie di Risposta ai Bulli

Come abbiamo visto e condiviso affrontare il bullismo è una sfida complessa, che richiede una combinazione di forza interiore, supporto esterno e strategie pratiche. Per le persone in sovrappeso, il bullismo può assumere molte forme e manifestarsi in vari contesti, dalla scuola al lavoro, dai social media alla vita quotidiana. Questo capitolo si concentra sulle strategie che possono essere adottate per rispondere efficacemente ai bulli, proteggere la propria autostima e costruire una rete di supporto solida.

Con le giuste strategie e il supporto adeguato, è possibile affrontare e superare queste sfida. Esploreremo diverse tecniche di risposta ai bulli, sia verbali che comportamentali. Analizzeremo l'importanza di ignorare i bulli in certe situazioni, spiegando come e quando questa strategia può essere efficace. Inoltre, discuteremo il ruolo cruciale del supporto e della solidarietà, evidenziando come una rete di supporto robusta possa fare una differenza significativa nel superare il bullismo.

Le sezioni successive forniranno risorse pratiche e consigli per aiutare le vittime di bullismo a navigare queste sfide. Impareremo come utilizzare l'umorismo per disarmare i bulli, come rispondere con calma e assertività per dimostrare che non si è intimiditi, e come stabilire dei confini per proteggere la propria salute mentale. Esamineremo anche l'importanza di mantenere la calma e di allontanarsi dalle situazioni potenzialmente dannose.

Affrontare il bullismo richiede coraggio e determinazione, ma con le giuste strategie e il giusto supporto, è possibile non solo sopravvivere, ma prosperare. Questo capitolo mira a fornire gli strumenti necessari per farlo, promuovendo un messaggio di speranza e resilienza.

Strategie e Soluzioni

Affrontare il bullismo richiede una combinazione di risposte pratiche e supporto emotivo. Le persone in sovrappeso, in particolare, possono trovare utili diverse tecniche per rispondere ai bulli, mantenere la propria autostima e cercare aiuto quando necessario. In questa sezione, esploreremo varie strategie di risposta verbale e comportamentale, l'importanza di ignorare i bulli in determinate situazioni, e il ruolo del supporto e della solidarietà.

Rispondere ai Bulli

Affrontare direttamente i bulli può essere efficace se fatto con sicurezza e assertività. Premetto che verranno dati dei consigli per avere la risposta pronta quando serve, sarebbe utile sia provarle (conoscendo il proprio bullo sappiamo cosa aspettarci) che adattarle al proprio slang di appartenenza (le battute sono spesso più efficaci se enunciate in dialetto locale). Ecco alcune tecniche utili:

Tecniche di Risposta Verbale

Risposte Spiritose

L'uso dell'umorismo può essere un'arma potente contro i bulli. Rispondere con una battuta intelligente e spiritosa non solo disarma il bullo, ma può anche rafforzare la fiducia in se stessi. Ecco alcuni esempi di risposte spiritose che possono essere utilizzate per affrontare i bulli in modo efficace:

1. **Bullo**: "Non pensi di essere un po' troppo grande per quei vestiti?" **Risposta**: "Forse, ma almeno non devo comprare nuovi vestiti ogni volta che cambio idea su cosa mi piace."

2. **Bullo**: "Sei così grasso che quando vai al mare, la marea si alza!" **Risposta**: "E tu sei così noioso che quando parli, anche il mare si addormenta."

3. **Bullo**: "Non pensi di aver mangiato abbastanza?" **Risposta**: "Sto solo seguendo il mio piano di accumulo di energie per l'inverno."

4. **Bullo**: "Sei così grande che occupi due sedie!" **Risposta**: "È solo per assicurarmi che nessuno si sieda troppo vicino rubandomi energia positiva."

5. **Bullo**: "Sembra che tu abbia preso qualche chilo." **Risposta**: "Grazie per averlo notato. Sto cercando di battere il record mondiale di 'persona più felice del mondo'!"

6. **Bullo**: "Non ti senti mai imbarazzato ad essere così grasso?"
Risposta: "Solo quando sono circondato da persone che non sanno apprezzare la vera bellezza."

7. **Bullo**: "Sei così grasso che dovresti avere il tuo codice postale!"
Risposta: "Perfetto, più spazio per invitare gli amici a una festa epica, ma senza di te!"

8. **Bullo**: "Non pensi di averne abbastanza?" **Risposta**: "Sto solo vivendo la vita al massimo, letteralmente! Tu lo fai?"

9. **Bullo**: "Come fai a trovare vestiti della tua taglia?" **Risposta**: "Con la stessa facilità con cui trovo la forza di rispondere alle tue inutilità."

10. **Bullo**: "Sei così grasso che probabilmente hai bisogno di un'escavatrice per alzarti dal letto." **Risposta**: "E tu hai bisogno di una mappa per trovare una buona battuta, vero?"

11. **Bullo**: "Sei così grasso che hai il tuo campo gravitazionale!"
Risposta: "Perfetto, così posso attrarre solo le persone che valgono davvero, senza offesa eh!?"

12. **Bullo**: "Non riesci a vedere i tuoi piedi!" **Risposta**: "Vero, ma vedo chiaramente chi ha una mente piccola."

13. **Bullo**: "Scommetto che sei tu la causa della carenza di cibo nel mondo!" **Risposta**: "E tu sei la causa della carenza di neuroni."

14.**Bullo**: "Sei così grasso che quando salti ti vedono dallo spazio."

Risposta: "Fantastico, allora sto contribuendo all'astronomia!"

15.**Bullo**: "Sei così grasso che quando cammini su una bilancia, essa dice 'uno alla volta, per favore'." **Risposta**: "E quando la tua intelligenza cerca di emergere, ti dice 'ricollegare per favore'."

Queste risposte spiritose non solo dimostrano intelligenza e prontezza di riflessi, ma aiutano anche a mantenere l'autostima e a mostrare ai bulli che non possono facilmente intaccare la propria sicurezza. Utilizzare l'umorismo come difesa può trasformare una situazione negativa in un'opportunità per affermare la propria forza e positività. Come detto, è necessario adattare sia il linguaggio che tenere in considerazione il proprio bullo di riferimento, preparando risposte ad hoc.

Affermazioni Assertive

Rispondere con calma e sicurezza ai bulli può dimostrare che non si è intimiditi e che si è in controllo della situazione. Le affermazioni assertive aiutano a stabilire confini chiari senza ricorrere all'aggressività, comunicando in modo diretto e rispettoso. Ecco dieci esempi di risposte assertive che possono essere utilizzate per affrontare i bulli:

1. **Bullo**: "Sei troppo grasso per fare sport." **Risposta**: "Non hai il diritto di giudicare ciò che posso o non posso fare. Mi piace lo sport e continuerò a praticarlo."

2. **Bullo**: "Non pensi di dover mangiare di meno?" **Risposta**: "La mia alimentazione non è affar tuo. Ti pregherei di non fare commenti sul mio corpo."

3. **Bullo**: "Sei così grande che occupi troppo spazio." **Risposta**: "Questo è un commento inappropriato. Ti prego di rispettare lo spazio e i diritti di tutti."

4. **Bullo**: "Nessuno ti prenderà mai sul serio con quel peso." **Risposta**: "Il mio valore non dipende dal mio peso. Ho molto da offrire e merito rispetto."

5. **Bullo**: "Dovresti proprio metterti a dieta." **Risposta**: "Non è tuo compito dirmi cosa fare con il mio corpo. Ti prego di smettere di fare commenti del genere."

6. **Bullo**: "Sei così grasso che fai ombra a tutti." **Risposta**: "Commenti come questi sono inutili e offensivi. Tratta le persone con rispetto."

7. **Bullo**: "Sembri una balena." **Risposta**: "Il tuo commento è crudele e inaccettabile. Non tollererò più insulti del genere."

8. **Bullo**: "Non dovresti mangiare così tanto." **Risposta**: "Non hai il diritto di commentare le mie abitudini alimentari. Ti prego di mantenere le tue opinioni per te."

9. **Bullo**: "Sei troppo grasso per stare qui." **Risposta**: "Questo è un luogo pubblico e ho il diritto di essere qui tanto quanto te. Ti chiedo di rispettarlo."

10. **Bullo**: "Scommetto che non riesci neanche a vedere i tuoi piedi." **Risposta**: "I commenti sul mio corpo non sono necessari. Ti chiedo di smettere immediatamente."

Queste affermazioni assertive sono progettate per stabilire confini chiari e proteggere l'autostima della vittima senza ricorrere all'aggressività. Comunicano chiaramente che il comportamento del bullo è inaccettabile e che la vittima merita rispetto. Essere assertivi aiuta a mantenere il controllo della situazione e a ridurre l'impatto emotivo del bullismo.

Sottolineare i Difetti del Bullo

Sottolineare i difetti del bullo può essere una strategia efficace se usata con cautela e rispetto. Questo approccio non mira a umiliare il bullo, ma piuttosto a fargli capire che anche loro hanno delle vulnerabilità. È importante mantenere un tono rispettoso e non scendere al livello di crudeltà del bullo, anche perché questi con molta probabilità è un elemento irascibile con problemi alle spalle, un "contro insulto" potrebbe portare a situazioni degenerate. Ecco dieci esempi di risposte che sottolineano i difetti del bullo in modo costruttivo:

1. **Bullo**: "Sei così grasso che fai ombra a tutti." **Risposta**: "E tu sembri avere un problema con la gentilezza. Forse entrambi dovremmo lavorare su qualcosa."

2. **Bullo**: "Sembri una balena." **Risposta**: "E tu sembri trovare soddisfazione nell'essere crudele. Forse dovresti rivedere le tue priorità."

3. **Bullo**: "Non dovresti mangiare così tanto." **Risposta**: "E tu non dovresti giudicare gli altri così facilmente. Tutti abbiamo qualcosa su cui lavorare."

4. **Bullo**: "Sei troppo grasso per fare sport." **Risposta**: "E tu sembri troppo insicuro per essere gentile. Forse dovremmo entrambi affrontare le nostre insicurezze."

5. **Bullo**: "Non riesco a credere quanto sei grosso." **Risposta**: "E io non riesco a credere quanto sei insensibile. Forse dovremmo entrambi fare un cambiamento."

6. **Bullo**: "Sei così grasso che dovresti pagare per due posti." **Risposta**: "E tu sembri così ossessionato dagli altri che dovresti concentrarti su te stesso."

7. **Bullo**: "Scommetto che non riesci neanche a vedere i tuoi piedi." **Risposta**: "E io scommetto che non riesci a vedere quanto sei scortese. Forse entrambi dovremmo fare una riflessione."

8. **Bullo**: "Non pensi di aver mangiato abbastanza?" **Risposta**: "Non pensi di aver detto abbastanza cose cattive? Forse entrambi dovremmo riflettere su questo."

9. **Bullo**: "Sei così grande che occupi troppo spazio." **Risposta**: "E tu sembri occupare troppo spazio con la tua negatività. Forse dovremmo entrambi cercare di essere migliori."

10. **Bullo**: "Nessuno ti prenderà mai sul serio con quel peso." **Risposta**: "E nessuno prenderà mai sul serio chi è così crudele. Forse dovremmo entrambi lavorare su come ci presentiamo agli altri."

Queste risposte sono progettate per far riflettere il bullo sulle proprie azioni e sui propri difetti, senza scendere al livello di aggressività o crudeltà. L'obiettivo è spostare l'attenzione dal bersaglio del bullismo alla necessità del bullo di riflettere sul proprio comportamento. Mantengono un tono rispettoso ma fermo, dimostrando che la vittima è consapevole delle proprie vulnerabilità e anche di quelle del bullo.

Difesa Comportamentale

1. **Mantenere la Calma**

Mostrare tranquillità e indifferenza di fronte agli attacchi del bullo può far perdere loro il potere. Respirare profondamente e mantenere una postura rilassata aiuta a gestire lo stress della situazione. Questa tecnica non solo riduce l'impatto emotivo, ma può anche disarmare il bullo, che spesso cerca una reazione emotiva.

2. Stabilire dei Confini

Dichiarare chiaramente i propri confini può essere efficace. Frasi come "Non parlerò con te se continui a comportarti così" possono aiutare a definire cosa è accettabile e cosa no. Stabilire confini chiari e coerenti mostra che la vittima non tollera il comportamento abusivo e ha il controllo sulla situazione.

3. Allontanarsi

Quando possibile, allontanarsi dalla situazione può prevenire ulteriori attacchi. Questo non è un segno di debolezza, ma una scelta consapevole per proteggere se stessi. Allontanarsi può significare fisicamente lasciare l'area o, in caso di bullismo online, disconnettersi o bloccare l'aggressore.

Ignorare i Bulli

In alcune situazioni, la strategia più efficace per affrontare i bulli è ignorarli completamente. Questo approccio può essere particolarmente utile quando il bullo cerca attenzione o una reazione emotiva. Ignorare i bulli non solo protegge la propria autostima, ma manda anche un chiaro messaggio che il loro comportamento non ha alcun effetto. È importante ricordare che persone del genere non sono positive per nessuno e, nonostante possano sembrare felici, il loro comportamento indica spesso problemi psicologici seri. Allontanarsi da tali persone è fondamentale per mantenere un ambiente sano e rispettoso. Ecco alcuni modi pratici per ignorare i bulli:

Evitare il Contatto Visivo

Non stabilire il contatto visivo con il bullo può ridurre la tensione e impedire di alimentare il conflitto. Guardare altrove o concentrarsi su qualcos'altro comunica disinteresse.

1. **Bullo**: "Sei così grasso che fai ombra a tutti." **Risposta**: Ignora il commento e guarda altrove, concentrandoti su un punto distante o su un oggetto interessante.

2. **Bullo**: "Non pensi di dover mangiare di meno?" **Risposta**: Continua a guardare il tuo telefono o un libro, mostrando chiaramente che non ti interessa rispondere.

3. **Bullo**: "Nessuno ti prenderà mai sul serio con quel peso." **Risposta**: Sorridi serenamente e distogli lo sguardo, magari osservando l'ambiente circostante.

Non Rispondere agli Insulti

Ignorare completamente gli insulti e continuare con le proprie attività può far capire al bullo che i loro tentativi di provocazione sono inefficaci.

1. **Bullo**: "Sei così grande che occupi troppo spazio." **Risposta**: Continua a fare ciò che stavi facendo senza rispondere, come parlare con un amico o leggere un libro.

2. **Bullo**: "Sembri una balena." **Risposta**: Mantieni la tua attività senza interromperti, come se il commento non fosse mai stato detto.

3. **Bullo**: "Sei troppo grasso per fare sport." **Risposta**: Ignora l'insulto e continua la tua attività sportiva, dimostrando che non ti lasci influenzare.

Mantenere la Propria Routine

Continuare a fare ciò che si stava facendo senza interrompersi dimostra che il bullo non ha potere sulla propria vita.

1. **Bullo**: "Non dovresti mangiare così tanto." **Risposta**: Continua a mangiare il tuo pasto tranquillamente, senza mostrare alcuna reazione al commento.

2. **Bullo**: "Non riesco a credere quanto sei grosso." **Risposta**: Prosegui con la tua giornata come previsto, senza modificare il tuo comportamento.

3. **Bullo**: "Sei così grasso che dovresti pagare per due posti." **Risposta**: Continua a svolgere le tue attività quotidiane, ignorando completamente il commento.

Perché Ignorare i Bulli è Efficace

1. Riduzione dell'Influenza del Bullo

Ignorare i bulli riduce la loro capacità di influenzarti. Senza una reazione, il bullo perde l'interesse e la motivazione a continuare.

2. Protezione della Propria Autostima

Non rispondere agli insulti protegge la tua autostima. Dimostra che sei sicuro di te stesso e non permetti agli altri di dettare come ti senti riguardo a te stesso.

3. Dimostrare Maturità

Ignorare i commenti negativi mostra maturità e autocontrollo. È un segno di forza interiore e stabilità emotiva.

Perché Allontanarsi dai Bulli è Importante

Le persone che ricorrono al bullismo non sono positive per nessuno. Nonostante possano sembrare felici o sicure di sé, il loro comportamento indica spesso problemi psicologici seri che non vanno ignorati.

1. Comportamento Tossico

Il bullismo è un comportamento tossico che può avere effetti devastanti sulla salute mentale e fisica delle vittime. È importante riconoscere che chi pratica il bullismo non è una persona sana e positiva.

2. Problemi Psicologici del Bullo

Il bisogno di sminuire gli altri per sentirsi meglio è un segnale di problemi psicologici profondi. Questi individui possono avere a che fare con insicurezze, traumi o disturbi della personalità che li portano a comportarsi in modo dannoso.

3. Preservare la Salute Mentale

Allontanarsi da tali persone è fondamentale per preservare la propria salute mentale e costruire un ambiente positivo e supportivo. Circondarsi di persone che offrono rispetto e sostegno è essenziale per il benessere emotivo e psicologico.

In definitiva ignorare i bulli è una strategia efficace che protegge la tua autostima e riduce l'impatto del loro comportamento. Le persone che ricorrono al bullismo non sono positive e spesso affrontano problemi psicologici seri. È meglio allontanarsi da loro per mantenere un ambiente sano e rispettoso. Ricorda, il potere di ignorare e scegliere chi fa parte della tua vita è un segno di forza e autostima.

Supporto e Solidarietà

Il supporto sociale è cruciale per affrontare e superare il bullismo. Avere un sistema di supporto robusto può fare una grande differenza nel modo in cui si gestiscono le situazioni difficili.

Costruire una Rete di Supporto

1. Famiglia e Amici

Parlare con familiari e amici di fiducia offre conforto emotivo e pratico. Sapere di avere persone che ci sostengono rende più facile affrontare le difficoltà. La rete di supporto può fornire consigli, ascolto empatico e intervento diretto quando necessario.

2. Gruppi di Supporto

Partecipare a gruppi di supporto per persone in sovrappeso può fornire un ambiente sicuro per condividere esperienze e strategie. Questi gruppi offrono un senso di comunità e appartenenza, aiutando le vittime di bullismo a sentirsi meno sole.

3. Consulenza Professionale

Cercare l'aiuto di un terapeuta o consulente può essere estremamente utile. I professionisti possono fornire strumenti per gestire lo stress, migliorare l'autostima e sviluppare strategie di coping efficaci. La consulenza può aiutare a elaborare le esperienze di bullismo e a costruire resilienza.

Riflettere il Comportamento del Bullo

Riflettere il comportamento del bullo significa rispondere ai bulli puntando l'attenzione sui loro difetti fisici. Questa strategia può essere utilizzata per mostrare ai bulli come ci si sente ad essere giudicati e criticati, portandoli a una maggiore consapevolezza delle loro azioni. È importante mantenere un tono calmo e rispettoso, evitando di scendere al loro livello di crudeltà. Ecco dieci esempi di risposte che riflettono il comportamento del bullo:

1. **Bullo**: "Sei così grasso che fai ombra a tutti." **Risposta**: "E tu sembri così insensibile che fai ombra alla gentilezza."

2. **Bullo**: "Non pensi di dover mangiare di meno?" **Risposta**: "Non pensi di dover parlare di meno? Le parole possono ferire."

3. **Bullo**: "Nessuno ti prenderà mai sul serio con quel peso." **Risposta**: "E nessuno prenderà mai sul serio chi è così crudele. Forse dovremmo entrambi riflettere su questo."

4. **Bullo**: "Sembri una balena." **Risposta**: "E tu sembri una persona che trova gioia nel ferire gli altri. Cos' hai che non va?."

5. **Bullo**: "Sei così grasso che dovresti pagare per due posti." **Risposta**: "E tu come mai sei così ossessionato dagli altri? Forse non vuoi pensare alla tua vita?."

6. **Bullo**: "Sei troppo grasso per fare sport." **Risposta**: "E tu sembri troppo insicuro per giudicare gli altri, risolvi i tuoi problemi poi ne riparliamo..."

7. **Bullo**: "Non riesco a credere quanto sei grosso." **Risposta**: "E io non riesco a credere quanto sei insensibile. Ti hanno abbandonato da piccolo?"

8. **Bullo**: "Sei così grasso che hai il tuo campo gravitazionale!" **Risposta**: "E tu sembri attrarre solo negatività. Sei un falso magro?"

9. **Bullo**: "Non dovresti mangiare così tanto." **Risposta**: "E a te cosa importa? Potrei farti una lastra con il mio cellulare..."

10. **Bullo**: "Sei così grande che occupi troppo spazio." **Risposta**: "Ben così non ne rimane neanche per un cane secco come te!.."

Perché Riflettere il Comportamento del Bullo è Efficace

1. Aumenta la Consapevolezza

Riflettere il comportamento del bullo può aiutare a far capire loro l'impatto delle loro parole. Quando un bullo viene messo di fronte alla propria crudeltà, può essere indotto a riflettere e a cambiare il proprio comportamento.

2. Mantiene il Rispetto

Rispondere in questo modo mantiene il rispetto e la dignità, sia per se stessi che per il bullo. Non scendere al livello della crudeltà del bullo dimostra forza e autocontrollo.

3. **Riduce il Potere del Bullo**

Quando un bullo vede che le sue parole non hanno l'effetto desiderato, perde potere. Mostrare che si è consapevoli delle proprie vulnerabilità e di quelle altrui può ridurre la motivazione del bullo a continuare.

4. **Promuove il Cambiamento**

Questa strategia può promuovere il cambiamento nel comportamento del bullo. Facendogli vedere quanto sia inappropriato il loro comportamento, si può sperare che diventino più empatici e rispettosi.

Riflettere il comportamento del bullo è una strategia efficace per affrontare il bullismo in modo rispettoso e assertivo. Mostrare al bullo l'impatto delle loro azioni può indurli a riflettere e a cambiare il loro comportamento. Questa tecnica non solo protegge la propria autostima, ma contribuisce anche a creare un ambiente più positivo e rispettoso. Ricorda, rispondere ai bulli in modo costruttivo può fare una grande differenza nel modo in cui vengono percepiti e trattati.

Costruire la Resilienza e l'Autostima

La resilienza è la capacità di affrontare le avversità e recuperare l'equilibrio psicologico ed emotivo. Per le persone in sovrappeso, sviluppare la resilienza è fondamentale per gestire bullismo, discriminazioni e sfide quotidiane legate al peso. Essere resilienti non significa essere impermeabili alle difficoltà, ma saper recuperare e persistere nonostante le avversità. La resilienza è composta da diverse abilità che possono essere sviluppate e rafforzate nel tempo.

Componenti della Resilienza:

1. **Adattabilità:** Capacità di adattarsi a nuove situazioni e affrontare sfide con strategie efficaci.

2. **Perseveranza:** Determinazione nel perseguire obiettivi nonostante le difficoltà.

3. **Supporto Sociale:** Una rete di supporto solida aiuta a ridurre l'isolamento e offre risorse per superare le sfide.

4. **Autostima:** Riconoscere il proprio valore è essenziale per affrontare le difficoltà con sicurezza.

5. **Flessibilità Cognitiva:** Vedere le situazioni da diverse prospettive e trovare soluzioni creative è cruciale per la resilienza.

Tecniche per Costruire la Resilienza:

La mindfulness e la meditazione sono strumenti efficaci per sviluppare la resilienza emotiva. Queste pratiche aiutano a vivere nel momento presente, a gestire lo stress e a migliorare la consapevolezza di sé. La mindfulness implica portare attenzione al momento presente senza giudizio, migliorando la gestione delle emozioni e riducendo lo stress. Tecniche come la meditazione di consapevolezza e il body scan sono particolarmente utili per sviluppare una maggiore calma e concentrazione.

Esercizio Fisico:

L'esercizio fisico regolare non solo migliora la salute fisica, ma ha anche effetti benefici sulla salute mentale, come la riduzione dello stress e l'aumento dell'autostima. Attività come la camminata, il nuoto, lo yoga e l'allenamento di resistenza sono particolarmente adatte per le persone in sovrappeso e possono essere adattate a diversi livelli di fitness. Iniziare lentamente, scegliere attività piacevoli e integrare l'esercizio nella routine quotidiana sono strategie chiave per mantenere la motivazione.

Tecniche di Coping:

Le tecniche di coping aiutano a gestire lo stress e le emozioni negative in modo efficace. Esempi di tecniche includono la respirazione profonda, il rilassamento muscolare progressivo, la visualizzazione positiva e l'esercizio fisico. Tenere un diario delle emozioni e coltivare l'auto-compassione sono pratiche che possono migliorare l'autostima e ridurre l'autocritica.

Conclusione:

Costruire la resilienza richiede tempo e sforzo, ma è essenziale per affrontare le sfide della vita quotidiana. Attraverso pratiche come la mindfulness, l'esercizio fisico e il supporto sociale, è possibile sviluppare una maggiore capacità di adattarsi e superare le difficoltà, promuovendo un benessere emotivo e psicologico duraturo.

Capitolo 6 Il Potere della Felicità Innata

Da adesso in poi non mi riferirò più al nostro stato con epiteti carini (persone sovrappeso, abbondanti etc etc) ma nel modo in cui ci hanno sempre chiamati i bulli e di cui dobbiamo iniziare ad essere fieri.

Nella società odierna, le persone in sovrappeso, spesso soprannominate "ciccioni", sono frequentemente vittime di bullismo e discriminazione. Tuttavia, ciò che molte persone non riconoscono è che i ciccioni sono spesso individui felici e soddisfatti della vita. Mangiano non solo per piacere, ma anche per celebrare la loro gioia di vivere. Con il passare degli anni, però, l'esposizione al bullismo e alla discriminazione può portare tristezza e isolamento. Per ritrovare la felicità innata, i ciccioni devono riscoprire e nutrire la loro positività interiore. Questo capitolo esplora come la bontà e la serenità dei ciccioni possano contribuire a creare un eccezionale spirito di gruppo e come possano essere considerati i veri supereroi nascosti della nostra epoca.

La Felicità Innata dei Ciccioni

Molti ciccioni possiedono una felicità innata e una gioia di vivere che si riflettono nel loro amore per il cibo e la convivialità. Questo capitolo esplora le radici di questa felicità e come possa essere mantenuta e rafforzata nonostante le avversità.

L'Amore per il Cibo e la Convivialità

Per molte persone in sovrappeso, il cibo rappresenta molto più di un semplice mezzo di nutrizione. È una fonte di gioia, connessione e celebrazione. Questa visione positiva del cibo può essere un elemento fondamentale della loro felicità innata. Tuttavia, è essenziale comprendere e valorizzare il significato profondo che il cibo ha nella loro vita, specialmente in una società che tende a stigmatizzare il rapporto con il cibo. Esploriamo come il cibo possa essere una celebrazione della vita e della comunità, e come mantenere questo approccio in modo sano e bilanciato.

Condivisione e Connessione

- **Momenti di Comunità**: I pasti sono spesso occasioni per riunirsi con amici e familiari. Che si tratti di una cena festiva, di un pranzo domenicale o di una semplice merenda, il cibo diventa un catalizzatore per la connessione umana. Sedersi attorno a un tavolo e condividere un pasto crea un senso di appartenenza e rafforza i legami sociali.

- **Rituali e Tradizioni**: Molti ciccioni trovano conforto e gioia nelle tradizioni culinarie della loro famiglia o cultura. Questi rituali non solo forniscono un senso di continuità e identità, ma celebrano anche le storie e i valori condivisi attraverso le generazioni.

Esplorazione Sensoriale

- **Piacere dei Sensi**: Il cibo offre un'esperienza multisensoriale. Il sapore, l'aroma, la texture e l'aspetto di un piatto possono suscitare emozioni profonde e piacere. Questa esplorazione sensoriale arricchisce l'esperienza alimentare, trasformando ogni pasto in un momento di celebrazione.

- **Creatività in Cucina**: Per molti, cucinare è un atto creativo e appagante. Sperimentare con nuovi ingredienti, tecniche e ricette può essere un'espressione di sé e una forma di auto-cura. La cucina diventa così un modo per esplorare e celebrare la propria creatività.

Il Cibo nelle Relazioni Sociali

- **Feste e Celebrazioni**: Gli eventi speciali come compleanni, matrimoni e festività spesso ruotano attorno al cibo. Preparare e condividere piatti speciali rafforza i legami e crea ricordi duraturi. Questi momenti di celebrazione non solo migliorano il benessere emotivo, ma creano anche un senso di comunità e appartenenza.

- **Ospitalità e Generosità**: Offrire cibo agli altri è un atto di generosità e ospitalità. Invitare amici e familiari a casa per un pasto è un modo per esprimere affetto e cura. Questa ospitalità non solo rafforza le relazioni, ma promuove anche un senso di reciprocità e gratitudine.

Inclusività e Accettazione

- **Rompere le Barriere**: Il cibo ha il potere di rompere le barriere e unire le persone di diverse origini e culture. Condividere piatti di diverse tradizioni culinarie favorisce l'inclusività e la comprensione reciproca.

- **Accettazione di Sé e degli Altri**: Per molti ciccioni, il cibo rappresenta anche un modo per accettare e celebrare se stessi e gli altri. Mangiare insieme senza giudizio promuove un ambiente di accettazione e supporto, in cui tutti si sentono valorizzati.

Mantenere un Rapporto Sano con il Cibo

Bilanciare il Piacere con la Salute

- **Consapevolezza Alimentare**: È importante mantenere un rapporto equilibrato con il cibo, dove il piacere e la salute coesistono. La consapevolezza alimentare, o mindful eating, incoraggia a mangiare con attenzione e apprezzamento, ascoltando i segnali di fame e sazietà del corpo.

- **Scelte Alimentari Sane**: Integrare scelte alimentari nutrienti senza rinunciare al piacere del cibo può aiutare a mantenere un equilibrio sano. Ad esempio, combinare piatti preferiti con alimenti ricchi di nutrienti può offrire il meglio di entrambi i mondi.

- **Mangiare Emotivo**: Riconoscere quando il cibo viene usato come meccanismo di coping per le emozioni negative è cruciale. Cercare alternative sane per affrontare lo stress, come l'attività fisica, la meditazione o parlare con un amico, può aiutare a gestire le emozioni in modo più efficace.

- **Supporto Psicologico**: Per chi lotta con un rapporto complicato con il cibo, cercare supporto psicologico può essere utile. Un terapeuta può aiutare a sviluppare strategie per affrontare le emozioni senza ricorrere al cibo come unica fonte di conforto.

Il cibo come celebrazione è una parte integrante della felicità e del benessere per molte persone in sovrappeso. Riconoscere il ruolo positivo del cibo nella vita, mentre si mantiene un rapporto equilibrato e sano, è essenziale per preservare questa fonte di gioia. Attraverso la condivisione, la connessione e la creatività, il cibo può continuare a essere una celebrazione della vita e un modo per rafforzare i legami sociali. Nonostante le sfide e le pressioni sociali, i ciccioni possono mantenere e valorizzare la loro innata felicità e bontà, trasformando ogni pasto in un momento di celebrazione e connessione autentica.

Riscoprire la Felicità Interiore

Riscoprire la felicità interiore è fondamentale per le persone in sovrappeso che hanno subito bullismo e discriminazione. Nonostante le sfide esterne, è possibile ritrovare e nutrire quella felicità innata che spesso caratterizza i ciccioni. Questo processo implica pratiche di gratitudine, attività di autocura e una riscoperta della propria identità e valore. In questa sezione, esploreremo strategie pratiche per riscoprire e mantenere la felicità interiore.

Pratiche di Gratitudine

La gratitudine è uno strumento potente per migliorare il benessere emotivo. Riconoscere e apprezzare le cose positive della vita, anche le più piccole, può trasformare la prospettiva personale e aumentare la felicità.

Tenere un Diario della Gratitudine

- **Come Fare**: Ogni giorno, prendi qualche minuto per scrivere tre cose per cui sei grato. Queste possono essere cose semplici, come una bella giornata, un sorriso ricevuto, o un pasto gustoso.

- **Benefici**: Tenere un diario della gratitudine aiuta a focalizzarsi sugli aspetti positivi della vita, riducendo lo stress e migliorando l'umore. Questa pratica quotidiana rafforza l'abitudine di cercare il positivo in ogni situazione.

Condivisione della Gratitudine

- **Come Fare**: Condividi i tuoi pensieri di gratitudine con amici o familiari. Questo può essere fatto attraverso conversazioni quotidiane, messaggi o durante le cene in famiglia.

- **Benefici**: Condividere la gratitudine non solo rafforza i legami sociali, ma crea anche un ambiente positivo e di supporto. Le emozioni positive condivise tendono a moltiplicarsi, migliorando il benessere di tutti.

Attività di Autocura

L'autocura è essenziale per mantenere un buon equilibrio emotivo e fisico. Dedicare del tempo a se stessi e alle proprie esigenze può fare una grande differenza nel ritrovare la felicità interiore.

Identificare le Attività che Portano Gioia

- **Come Fare**: Fai una lista di attività che ti fanno sentire bene e che ti portano gioia. Queste possono includere hobby, sport, passeggiate nella natura, ascoltare musica, leggere, o qualsiasi altra cosa ti piaccia.

- **Benefici**: Avere una lista di attività che portano gioia ti aiuta a pianificare momenti di felicità nella tua routine quotidiana. Questi momenti di piacere e rilassamento sono fondamentali per ricaricare le energie e migliorare il benessere emotivo.

Prendersi Cura del Corpo

- **Come Fare**: Dedica tempo alla cura del tuo corpo attraverso l'esercizio fisico, una dieta equilibrata, il sonno adeguato e altre pratiche di salute.

- **Benefici**: Prendersi cura del proprio corpo non solo migliora la salute fisica, ma ha anche un impatto positivo sulla salute mentale. Sentirsi fisicamente bene contribuisce a un senso generale di benessere e felicità.

Riscoperta della Propria Identità e Valore

Per molte persone in sovrappeso, il bullismo e la discriminazione possono oscurare la percezione del proprio valore e identità. Riscoprire chi si è veramente e valorizzare le proprie qualità uniche è un passo cruciale verso la felicità interiore.

Auto-Riflessione e Consapevolezza

- **Come Fare**: Dedica del tempo alla riflessione personale. Puoi farlo attraverso la scrittura, la meditazione, o semplicemente prendendo momenti di tranquillità per pensare a ciò che è importante per te.

- **Benefici**: L'auto-riflessione aiuta a comprendere meglio se stessi, le proprie emozioni e i propri valori. Questo processo di auto-consapevolezza è essenziale per costruire una forte identità e accettare se stessi completamente.

Celebrando le Proprie Qualità Uniche

- **Come Fare**: Fai una lista delle tue qualità positive e dei tuoi successi. Riconosci e celebra ciò che ti rende unico.

- **Benefici**: Focalizzarsi sulle proprie qualità positive aiuta a costruire l'autostima e a contrastare gli effetti negativi del bullismo. Celebrare se stessi è un atto di auto-amore e accettazione che rafforza la felicità interiore.

Circondarsi di Positività

- **Come Fare**: Circondati di persone che ti sostengono e ti accettano per come sei. Evita le relazioni tossiche e cerca di creare un ambiente positivo e di supporto intorno a te.

- **Benefici**: Le relazioni positive migliorano il benessere emotivo e offrono un senso di appartenenza e supporto. Avere una rete di supporto forte è fondamentale per mantenere la felicità interiore.

Riscoprire la felicità interiore è un viaggio personale che richiede tempo, riflessione e impegno. Attraverso pratiche di gratitudine, attività di autocura e una riscoperta della propria identità e valore, le persone in sovrappeso possono ritrovare e nutrire quella felicità innata che le caratterizza. Nonostante le sfide esterne, è possibile costruire una vita piena di gioia, soddisfazione e amore per se stessi. Riconoscere e celebrare la propria unicità e coltivare un ambiente positivo sono passi fondamentali per vivere una vita felice e appagante.

La Bontà e la Serenità dei Ciccioni

I ciccioni sono spesso persone buone e miti che portano serenità e positività ovunque vadano. Queste qualità possano contribuire a creare un eccezionale spirito di gruppo e a migliorare la vita delle persone intorno a loro.

Creare uno Spirito di Gruppo Eccezionale

Le persone in sovrappeso, spesso caratterizzate da una natura buona e mite, possono avere un impatto profondamente positivo all'interno di un gruppo. La loro capacità di portare serenità e positività può trasformare l'ambiente sociale, creando uno spirito di gruppo eccezionale. E' indubbio che i ciccioni contribuiscono alla coesione e al benessere di un gruppo, mentre l'accettazione e l'inclusività possono generare un ambiente straordinariamente positivo.

Accettazione e Inclusività

L'accettazione e l'inclusività sono fondamentali per creare un ambiente di gruppo sano e coeso. Quando i ciccioni sono accettati e valorizzati per chi sono, l'intero gruppo ne beneficia.

- **Educazione e Sensibilizzazione**: Educare i membri del gruppo sui danni del bullismo e sull'importanza dell'inclusività può favorire un ambiente più accogliente. Discussioni aperte e programmi di sensibilizzazione possono aiutare a ridurre i pregiudizi e a promuovere l'empatia.

- **Modelli di Comportamento Positivo**: I leader e i membri influenti del gruppo dovrebbero modellare comportamenti di rispetto e accettazione. Dimostrare accettazione attraverso azioni quotidiane incoraggia gli altri a fare lo stesso.

- **Riconoscere i Punti di Forza**: Ogni individuo porta con sé qualità uniche che arricchiscono il gruppo. Riconoscere e celebrare queste qualità aiuta a valorizzare la diversità e a creare un ambiente di supporto.

- **Incorporare Diverse Prospettive**: Incorporare le diverse prospettive dei membri del gruppo può portare a decisioni migliori e a una maggiore creatività. Questo approccio inclusivo rafforza il senso di appartenenza e di collaborazione.

Empatia e Comprensione

Le esperienze di bullismo e discriminazione spesso rendono i ciccioni più empatici e comprensivi verso gli altri. Queste qualità possono essere fondamentali per costruire uno spirito di gruppo eccezionale.

Coltivare l'Empatia

- **Ascolto Attivo**: Praticare l'ascolto attivo, dove i membri del gruppo ascoltano con attenzione e senza giudizio, aiuta a comprendere meglio le esperienze e i sentimenti degli altri.

- **Supporto Emotivo**: Offrire supporto emotivo ai membri del gruppo che affrontano difficoltà crea un ambiente di solidarietà. La disponibilità a offrire conforto e sostegno rafforza i legami tra i membri del gruppo.

Favorire la Comprensione

- **Condivisione di Esperienze**: Incoraggiare la condivisione delle esperienze personali può aumentare la comprensione reciproca. Le storie di superamento delle difficoltà possono ispirare e unire il gruppo.

- **Attività di Team Building**: Organizzare attività di team building che promuovano la cooperazione e la comprensione reciproca aiuta a costruire relazioni più forti e coese.

Costruire una Comunità Positiva

Un gruppo che accetta e valorizza i ciccioni crea un ambiente dove tutti si sentono rispettati e supportati. Questo può portare a un eccezionale spirito di gruppo che beneficia tutti i membri.

Creare un Ambiente Accogliente

- **Spazi Sicuri**: Creare spazi sicuri dove i membri del gruppo possono esprimersi liberamente senza timore di giudizio o discriminazione è fondamentale per il benessere collettivo.

- **Attività Inclusive**: Organizzare attività che tutti i membri del gruppo possono godere, indipendentemente dalle loro capacità fisiche, promuove l'inclusività e la partecipazione attiva.

Rafforzare il Senso di Appartenenza

- **Celebrare le Differenze**: Celebrare le differenze individuali e culturali all'interno del gruppo rafforza il senso di appartenenza. Eventi tematici, giornate di sensibilizzazione e celebrazioni delle diversità sono modi efficaci per valorizzare ogni membro.

- **Coinvolgimento Attivo**: Coinvolgere attivamente tutti i membri nelle decisioni e nelle attività del gruppo aumenta il senso di responsabilità e appartenenza. Sentirsi parte integrante del gruppo motiva i membri a contribuire positivamente.

Superare la Competizione Negativa

Spesso, le persone in sovrappeso non sono viste come una minaccia competitiva dai normodotati, il che può paradossalmente facilitare la creazione di un ambiente armonioso.

Promuovere la Collaborazione

- **Obiettivi Comuni**: Stabilire obiettivi comuni e lavorare insieme per raggiungerli aiuta a superare la competizione negativa e a promuovere la collaborazione.

- **Valorizzare i Contributi Individuali**: Riconoscere e valorizzare i contributi di ogni membro, indipendentemente dalla loro conformazione fisica, crea un ambiente di apprezzamento reciproco e riduce la competizione.

Sostenere l'Altruismo

- **Atti di Gentilezza**: Promuovere atti di gentilezza e supporto reciproco rafforza i legami tra i membri del gruppo. L'altruismo può avere un effetto contagioso, creando un ciclo positivo di supporto e collaborazione.

- **Mentorship e Sostegno**: Incoraggiare i membri più esperti o sicuri a fare da mentori a quelli che potrebbero sentirsi insicuri o emarginati può migliorare la coesione del gruppo e il benessere di tutti.

I Veri Supereroi Nascosti

I ciccioni, con la loro capacità di portare luce e positività, possono essere considerati i veri supereroi nascosti della nostra epoca.

Portare la Luce Ovunque

- **Positività Contagiosa**: La capacità di rimanere positivi nonostante le avversità è una qualità supereroica. I ciccioni spesso irradiano gioia e ottimismo, influenzando positivamente l'umore del gruppo.

- **Resilienza e Forza Interiore**: La resilienza dimostrata nell'affrontare il bullismo e la discriminazione è una testimonianza della loro forza interiore. Questa resilienza ispira gli altri e rafforza lo spirito di gruppo.

Essere Buoni per Se Stessi e per gli Altri

- **Auto-Accettazione**: Accettare e amare se stessi è il primo passo per essere buoni per gli altri. I ciccioni che coltivano l'auto-accettazione e l'auto-amore possono offrire supporto autentico e empatico agli altri.

- **Impatto Positivo sul Gruppo**: La bontà e la serenità dei ciccioni hanno un impatto positivo sul gruppo, creando un ambiente dove tutti si sentono valorizzati e supportati. Questo spirito di gruppo eccezionale è il risultato della loro innata capacità di portare luce e positività ovunque vadano.

Creare uno spirito di gruppo eccezionale richiede accettazione, inclusività, empatia e comprensione. I ciccioni, con la loro felicità innata e la loro bontà, possono essere una forza trasformativa all'interno di qualsiasi gruppo. Valorizzare le loro qualità e promuovere un ambiente di rispetto e supporto non solo migliora il benessere individuale, ma rafforza anche la coesione e la positività del gruppo. Riconoscere e celebrare il contributo unico dei ciccioni può trasformare qualsiasi gruppo in una comunità forte e armoniosa, dove la felicità e il benessere sono condivisi da tutti.

L'Invidia dei Bulli

In fondo, il bullismo e la denigrazione subiti dai ciccioni spesso nascondono un sentimento di invidia. I bulli, che appaiono spavaldi e sicuri di sé, sono in realtà profondamente infelici e insoddisfatti. La loro mancanza di felicità autentica li spinge a provare avversione per chi riesce a trovare gioia nella vita nonostante le imperfezioni visibili. Questa avversità ancestrale verso i ciccioni deriva dalla loro incapacità di comprendere come qualcuno, considerato visivamente inferiore secondo i canoni superficiali della società, possa essere veramente felice.

La Radice dell'Invidia

La società moderna spesso enfatizza l'importanza dell'apparenza esteriore, associando la felicità e il successo a standard di bellezza superficiali. I bulli, che internalizzano questi valori, possono sentirsi frustrati e insoddisfatti quando vedono che, nonostante il loro sforzo per conformarsi a tali standard, non riescono a trovare una felicità duratura. Invece, vedono nei ciccioni una felicità genuina e una serenità che sfugge loro.

La Superficialità e l'Infelicità

- **Frivolezza e Vuoto Interiore**: I bulli spesso cercano di riempire il loro vuoto interiore con superficialità e frivolezze, che non portano a una felicità autentica. Questo vuoto può manifestarsi come invidia verso chi è in grado di trovare gioia nelle cose semplici della vita, come il cibo, la convivialità e la condivisione.

- **Incapacità di Autenticità**: L'incapacità di essere autentici con se stessi e con gli altri può alimentare l'infelicità dei bulli. Vedendo che i ciccioni abbracciano la loro autenticità e vivono la vita con gioia, i bulli reagiscono con invidia e denigrazione.

La Percezione di Inferiorità

- **Confronto e Giudizio**: I bulli giudicano gli altri in base a standard superficiali e sentono il bisogno di confrontarsi costantemente. Quando vedono che i ciccioni, reputati visivamente inferiori, vivono una vita piena e soddisfacente, questo crea un dissonanza cognitiva che li spinge a denigrare per riaffermare il proprio senso di superiorità.

- **Felicità Incomprensibile**: La felicità dei ciccioni è incomprensibile per i bulli, che la vedono come una minaccia alla loro visione del mondo. Non riuscendo a spiegare come qualcuno possa essere felice senza conformarsi agli standard di bellezza e successo, i bulli reagiscono con rabbia e invidia.

La Resilienza dei Ciccioni

Nonostante le difficoltà e il bullismo, i ciccioni dimostrano una resilienza straordinaria. La loro capacità di mantenere la felicità e la positività nonostante le avversità è un segno di forza interiore e autentica.

La Luce Interiore

- **Gioia Innata**: La gioia innata dei ciccioni, che trova radici nella convivialità, nella condivisione e nell'amore per il cibo, rappresenta una fonte di luce che i bulli, intrappolati nelle loro insicurezze e infelicità, non riescono a spegnere.

- **Forza Emotiva**: La capacità di trasformare le esperienze negative in opportunità di crescita e di mantenere una visione positiva della vita è una dimostrazione della loro forza emotiva e della loro resilienza.

Superare l'Avversione

- **Compassione e Comprensione**: I ciccioni spesso rispondono all'avversione con compassione e comprensione, riconoscendo che il bullismo è un riflesso delle insicurezze e delle infelicità dei bulli stessi.

- **Creare Comunità Positiva**: La loro capacità di creare comunità positive e inclusive, dove tutti si sentono accettati e valorizzati, è una risposta potente e costruttiva al bullismo.

I Veri Supereroi della Nostra Epoca

I ciccioni portano luce e felicità ovunque vadano, sfidando gli stereotipi superficiali e dimostrando che la vera felicità viene dall'interno. Il bullismo che affrontano è spesso il risultato dell'invidia di chi non riesce a comprendere la loro gioia autentica. Riconoscere e celebrare il valore dei ciccioni non solo migliora la loro vita, ma arricchisce anche la nostra società, rendendola più inclusiva, empatica e gioiosa.

I ciccioni, con la loro bontà, serenità e resilienza, sono i veri supereroi della nostra epoca e proprio come i supereroi hanno uno spirito di sacrificio che li rende estremamente positivi per tutta la comunità, altro che i bulli!

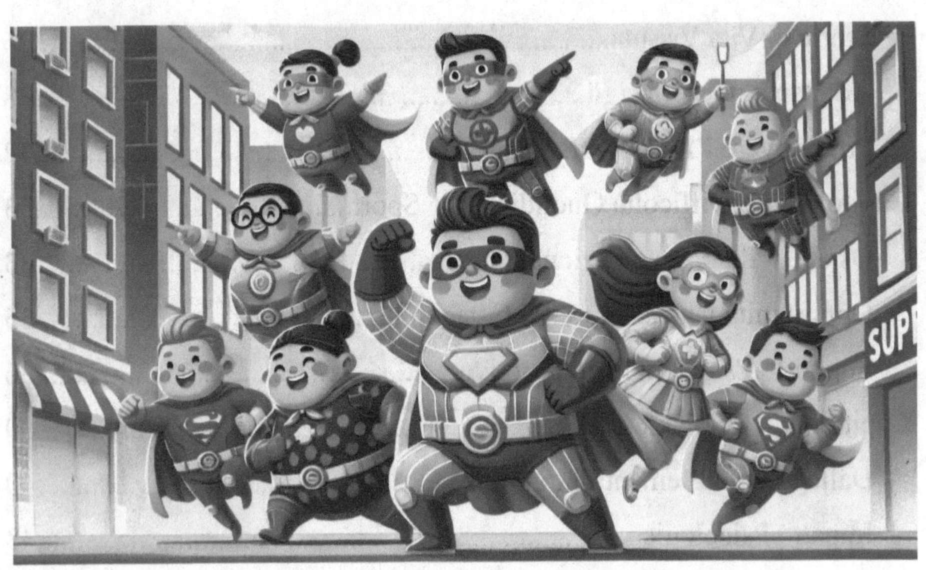

Indice Generale